Akindayo Makinde
Ismail Azeez

Eficácia do pau de mascar na tribo Berom do Estado do Plateau

Akindayo Makinde
Ismail Azeez

Eficácia do pau de mascar na tribo Berom do Estado do Plateau

ScienciaScripts

Imprint

Any brand names and product names mentioned in this book are subject to trademark, brand or patent protection and are trademarks or registered trademarks of their respective holders. The use of brand names, product names, common names, trade names, product descriptions etc. even without a particular marking in this work is in no way to be construed to mean that such names may be regarded as unrestricted in respect of trademark and brand protection legislation and could thus be used by anyone.

Cover image: www.ingimage.com

This book is a translation from the original published under ISBN 978-620-2-07602-9.

Publisher:
Sciencia Scripts
is a trademark of
Dodo Books Indian Ocean Ltd. and OmniScriptum S.R.L publishing group

120 High Road, East Finchley, London, N2 9ED, United Kingdom
Str. Armeneasca 28/1, office 1, Chisinau MD-2012, Republic of Moldova, Europe
Printed at: see last page
ISBN: 978-620-7-92567-4

Índice

Resumo

O advento da ciência moderna na utilização de escovas de plástico com cerdas para a limpeza da cavidade oral não conseguiu eliminar as formas tradicionais de manter a higiene oral em África.

A utilização de palitos de mascar está a tornar-se mais popular devido ao facto de a maior parte dos grupos etários que os utilizam raramente visitarem um dentista. Existem várias plantas de eleição que possuem grandes propriedades antimicrobianas e que são responsáveis pela sua ação.

A escolha das plantas utilizadas para mastigar o pau pode dever-se ao ambiente, à vegetação, ao estatuto social e às práticas trado-culturais das pessoas.

A utilização de paus de mascar no controlo de várias doenças associadas à cavidade oral é praticada por um tradicionalista africano dotado de conhecimentos sobre plantas.

A importância desta investigação consiste em identificar e estabelecer várias plantas utilizadas pelas tribos Berom do estado de Plateau como pau de mascar para fins de documentação e também em sensibilizar para a eficácia deste método de higiene oral.

O questionário estruturado é complementado por entrevistas informais ou não estruturadas para obter dados no terreno em todos os distritos habitados por Berom.

Por conseguinte, é pertinente notar que, com o aumento global da incidência de doenças orais, a escova de dentes e a pasta de dentes convencionais não conseguem realizar uma higiene oral completa, pelo que é urgente encontrar uma solução alternativa.

Palavras-chave: Medicina tradicional africana, paus de mascar, preparações à base de plantas, saúde oral.

Capítulo 1. Introdução

1.1 Antecedentes do estudo

A componente básica do conhecimento de cada país é o conhecimento indígena. Este engloba as competências, os conhecimentos, a experiência e a perspicácia das pessoas, aplicados para manter e melhorar os meios de subsistência. O conhecimento indígena é o conhecimento local que é exclusivo de uma determinada cultura ou sociedade. Contrasta com o conhecimento internacional gerado por instituições de investigação universitárias e empresas privadas. Constitui a base para a tomada de decisões a nível local no domínio da agricultura, dos cuidados de saúde, da preparação de alimentos, da educação, da gestão dos recursos naturais e de uma série de outros recursos nas comunidades rurais. (Warren, 1991:8-10)

Os povos indígenas deram contributos significativos para o conhecimento global, por exemplo, no domínio da medicina e da veterinária, graças à sua compreensão íntima do seu ambiente. O conhecimento indígena é desenvolvido e adaptado continuamente a ambientes em mudança gradual e transmitido de geração em geração, estando intimamente ligado aos valores culturais das pessoas.

O conhecimento indígena é uma fonte de capital para os pobres, o seu principal ativo para investir na luta pela sobrevivência, para produzir alimentos, para se abrigar ou para conseguir o controlo das suas próprias vidas. Por exemplo, os ervanários tradicionais, os bonequeiros tradicionais e as parteiras tradicionais são fontes de emprego na maioria das comunidades em África e todos eles fazem parte da medicina tradicional africana.

Outras fontes de capital indígena incluem, entre outras, as seguintes

- Propriedades medicinais da árvore (por exemplo, neem, *Azadirachta indica),* que é, entre outras, a que o IDRC está a investigar;

- A pastorícia tradicional como guardiã da biodiversidade biológica;

- Arquitetura egípcia para zonas urbanas; e

- Sistemas agrícolas tradicionais, que estão atualmente a ganhar atenção a nível mundial.

Os conhecimentos indígenas são multidisciplinares e podem ser encontrados em diferentes estratégias e sectores, tais como a agricultura, a criação de animais e a medicina veterinária, a utilização e gestão dos recursos naturais, os cuidados de saúde primários, a poupança e o crédito, o desenvolvimento comunitário e a redução da pobreza. Os conhecimentos indígenas são relevantes a três níveis para o processo de desenvolvimento. É importante para a comunidade local em que os portadores desses conhecimentos vivem e produzem.

Os agentes de desenvolvimento (OBC, ONG, governos, doadores, líderes locais e iniciativas do sector privado) devem reconhecê-lo, valorizá-lo e apreciá-lo na sua interação com as comunidades locais. Os conhecimentos indígenas fazem parte do conhecimento global. Os conhecimentos indígenas podem ser preservados, transferidos ou adoptados e adaptados noutros locais. A estratégia de desenvolvimento baseia-se inteiramente ou de forma sustentável no conhecimento indígena, sobrepõe-se ao conhecimento indígena ou incorpora o conhecimento indígena.

Existem vários conhecimentos e práticas indígenas que são eficazes, eficientes e sustentáveis. A mastigação de palitos é um desses instrumentos tradicionais muito importantes utilizados para manter uma saúde oral eficaz. Foi documentado que várias doenças associadas aos dentes e a toda a cavidade oral são tratadas através da medicina tradicional africana.

O ato de mastigar um pau é, por conseguinte, uma prática indígena para conseguir uma boa higiene oral para a saúde oral e total do corpo. Atualmente, muitos dos sistemas de conhecimentos indígenas correm o risco de se extinguirem devido à rápida evolução dos ambientes naturais e ao ritmo acelerado das mudanças económicas, políticas e culturais à escala global. Em consequência, o conhecimento indígena está agora a receber muita atenção do meio académico e de agências de desenvolvimento como o Banco Mundial, a OMS, a UNESCO, a ONU, etc. Na economia global emergente, a capacidade de um país para construir e mobilizar capital de conhecimento é tão essencial para o desenvolvimento sustentável como a disponibilidade de capital físico e financeiro (OMS, 1977). O estudo considera a mastigação de palitos como uma atividade de limpeza oral indígena, que exige uma análise mais aprofundada e uma compreensão mais profunda. Trata-se de uma arte comum entre a tribo Berom no Estado de Plateau, na Nigéria. Por conseguinte, o estudo tenta obter uma implicação socioeconómica e fisiológica da mastigação de pauzinhos entre a tribo Berom na Nigéria.

1.2 Declaração de problemas

No passado, existiam várias técnicas de higiene oral, mas devido às invenções científicas modernas, muitas pessoas abandonaram todas as abordagens e optaram pela utilização de uma escova de dentes com cerdas e pasta de dentes para a limpeza oral. Para que a limpeza seja efectuada no nosso quotidiano, é necessária uma escova que tem diferentes formas, texturas (dura, macia), cores, etc. É importante saber qual o tipo de escova de dentes mais adequado para nós; algumas escovas de dentes não conseguem remover os restos de comida nos cantos da boca, entre os dentes e mesmo na parte interior das bochechas (Akinremisi, 1997, 102:21-23). Devido à maior incidência na taxa de doenças orais nos últimos tempos, é óbvio que a utilização de pasta de dentes e escova por si só não pode exercer uma função de limpeza adequada, pelo que devem ser explorados outros sistemas indígenas para encontrar métodos alternativos que possam complementar a utilização de escova e pasta de dentes.

Uma vez que a cavidade oral desempenha um papel importante na mastigação dos alimentos, torna-se muito importante cuidar dela da melhor forma possível, utilizando métodos e materiais eficazes e fazendo a melhor utilização dos recursos disponíveis para a higiene oral (Cawson,1984, 24: 409-411, 25:418-421).

Este estudo centra-se, portanto, no estudo de todas as técnicas, com grande ênfase nas varas de mastigação tradicionais, que foram aclamadas como eficazes e holísticas na abordagem.

1.3 Objectivos do estudo

i. Identificar várias plantas que servem de paus de mascar entre o povo Berom do estado de Plateau.

ii. Para descobrir a eficácia destas plantas na obtenção de uma boa saúde oral.

iii.Para se informar sobre a disponibilidade destas plantas nos últimos tempos.

iv. Explorar outros métodos tradicionais utilizados pelos Berom para manter uma higiene oral correcta.

v. Investigar as categorias de pessoas que utilizam paus de mascar.

1.4 Questões de investigação

Devido ao facto de existirem muitas práticas e conhecimentos indígenas sobre saúde oral, entre os quais o ato de mastigar um pau, é importante colocar estas questões importantes:

i. Quais são os meios ou métodos disponíveis para manter a higiene oral?

ii. Qual a eficácia da mastigação de palitos na higiene oral?

iii.Que plantas desempenham um papel importante na mastigação de paus?

iv. Quais as categorias de pessoas que utilizam os paus de mascar para a higiene oral?

v. Qual é o nível de valor atribuído à mastigação de paus?

vi. Quais são as vantagens dos paus de mastigar em relação às modernas escovas de cerdas de plástico?

1.5 Âmbito do estudo

O âmbito do estudo restringe-se às tribos Berom do Estado de Plateau, principalmente devido à diversidade deste grupo étnico na região. A diversidade é transversal à idade, ao sexo, à religião, ao estatuto e à formação académica.

1.6 Área de estudo

T s áreas de estudo são zonas habitadas predominantemente pelas tribos Berom do estado de Plateau. Estas zonas são algumas partes de Jos, Barkin Ladi, Bukuru, Riyom, Du e Hiapang.

1.7 Justificação do estudo

Este é um estudo que investiga a abordagem tradicional da manutenção da higiene oral e o efeito desta abordagem nos cuidados de saúde totais da cavidade oral. Este estudo nasceu do desejo de encontrar uma solução duradoura para a elevada incidência de defeitos patológicos e doenças da cavidade oral e dos seus órgãos associados, registada entre os jovens e os idosos nos últimos tempos.

Nunca é demais sublinhar a importância da cavidade oral, que é uma porta de entrada do sistema digestivo anatómico e fisiológico, na ingestão de alimentos e no início do processo digestivo. Os povos indígenas aperceberam-se de que o papel desempenhado pela cavidade oral na ingestão e na digestão a predispunha a várias actividades microbianas que acabavam por conduzir à cárie dentária e a outros defeitos patológicos perceptíveis. Por conseguinte, utilizaram os seus conhecimentos, competências, técnicas e protocolos socioculturais para criar meios de assegurar a higiene oral para a saúde oral e o bem-estar total.

Na maior parte das culturas tradicionais, não existem escovas de cerdas de plástico, as práticas indígenas comuns são a utilização de ramos jovens de arbustos ou raízes tenras de plantas para mastigar paus e ou raramente revestir a ponta dos paus de mastigar com cinzas limpas e frescas e outros remédios orais em pó para limpar a cavidade oral e os seus órgãos associados.

Em alguns casos, as preparações à base de plantas podem apresentar-se sob a forma de líquido ou de tinturas (preparação com álcool) para enxaguar a cavidade oral.

Capítulo 2. Revisão da literatura

2.1 Conhecimentos indígenas

O conhecimento é designado por know-how e do-how (Olokesusi, 2006). O conhecimento pode ser local, moderno, formal ou informal. O conhecimento indígena é o conhecimento local exclusivo de uma determinada área ou cultura, conhecimento desenvolvido, aperfeiçoado e utilizado ao longo de muitas gerações e divulgado oralmente (Titilola *et. al.*, 1994, Wahab, 1996, Warren e Rajasekaran, 1993).

Os conhecimentos indígenas são extremamente relevantes para todas as actividades humanas, uma vez que promovem a participação plena e ativa das populações locais nos seus próprios assuntos, em todas as suas ramificações (Wahab, 1996). Os sistemas de conhecimento evoluíram a partir de muitos anos de experiência e de resolução de problemas por tentativa e erro por parte de grupos de pessoas que trabalham para responder aos desafios que enfrentam nos seus ambientes locais, recorrendo aos recursos que têm à mão (Olokesusi, 2006; Wahab, 2010).

De acordo com Ogawa (1995), cada cultura tem a sua própria ciência e refere-se à ciência de uma determinada cultura como a sua ciência indígena. As observações são geralmente efectuadas ao longo de toda uma vida para possível aplicação na resolução de desafios sociais. Os caçadores estudam cuidadosamente os ciclos de vida dos animais e das plantas, a topografia, as alterações sazonais e os recursos minerais (Snively e Corsiglia, 2000, 85:6-34). Este é o tipo de observação pormenorizada e de pensamento técnico valorizado pelos cientistas (Cruikshank, 1981,18:67-93).

Hoje em dia, muitos sistemas de conhecimentos indígenas correm o risco de se extinguirem devido à rápida alteração dos ambientes naturais e às mudanças económicas, políticas e culturais à escala global (Liu, 2006: 312(5782). Os conhecimentos indígenas fazem parte das populações rurais pobres; a sua subsistência depende quase inteiramente de competências específicas e de conhecimentos essenciais para a sua sobrevivência (Rao, 1996; Lawrence, 2003; Brockington, 2004).

De acordo com o processo de desenvolvimento, o conhecimento indígena é de particular relevância para a agricultura, a criação de animais, a medicina veterinária étnica, a utilização e gestão dos recursos naturais, os cuidados de saúde primários, a medicina preventiva e os cuidados psicossociais, a poupança e o crédito, o desenvolvimento comunitário e a redução da pobreza (Banco Mundial, 2012).

2.2 Conhecimentos indígenas e cuidados de saúde

Os conhecimentos médicos tradicionais oferecem esperança no combate à ocorrência de certas doenças e na manutenção da saúde humana e animal, com exemplos práticos que incluem a prevenção da bilharziose no Mali e na Mauritânia, utilizando plantas locais, e o controlo de carraças no gado na

7

Etiópia, utilizando métodos tradicionais (McLean, 2010), bem como a prevenção e o tratamento da raiva com plantas locais por curandeiros veterinários e pastores na Nigéria (Wahab, 2012).

Existem diferentes tipos de profissionais que participam na prestação de cuidados de saúde tradicionais, nomeadamente adivinhos, ervanários, feiticeiros, marcadores de areia e observadores de óleo. O diagnóstico de doenças no sistema tradicional baseia-se na compreensão dos conceitos que não se limita a testes de observação direta (Bossard, 1966:531). Não existem escolas ou outros centros de formação formal para a aprendizagem das práticas de cura tradicionais. As medidas preventivas e curativas estão de acordo com a visão holística da saúde e da doença (Pottier, 1993:13-33).

2.3 Medicina tradicional africana

Muitas culturas africanas têm uma perceção holística da saúde e da vitalidade. A vitalidade é a energia que sustenta a vida. É a essência da saúde (Darshan e Bertus, 2000:4-7). Na maioria dos contextos africanos, a fitoterapia complementa a medicina ocidental, mas em algumas zonas a medicina tradicional é responsável pelos cuidados de saúde totais da população (Pottier, 1993:13-33). De acordo com Morris (1996) e Bossard (1996:531), os africanos distinguem quatro causas de doenças, que são as seguintes

* A causa natural, equiparada ao ato de Deus,

* em caso de infração moral ou ritual, por exemplo, abuso sexual, roubo, assassínio ou desrespeito de um tabu, condições associadas à bruxaria ou feitiçaria e, por último

* doenças associadas a espíritos, como os espíritos ancestrais.

A doença é entendida como um desalinhamento ou uma desordem espiritual/social, interna ou externa. Acredita-se que todas as pessoas são constituídas por muitos níveis de ser que funcionam em conjunto como um todo, moral, social, físico e espiritual, e que se alguma destas partes estiver em desequilíbrio, a pessoa ficará fisicamente doente (enfermidade) ou sofrerá espiritualmente. Por conseguinte, existem dois grandes ramos da medicina tradicional africana, o físico e o espiritual. Enquanto o aspeto físico se centra nos seres humanos, nas plantas, nos animais e nos minerais, o aspeto espiritual centra-se nos espíritos, tanto na terra como no céu. O que acontece ao homem é no mundo visível ou no mundo invisível.

Utiliza várias formas de diagnóstico, como o interrogatório, a observação e o toque, bem como a adivinhação e a interpretação de sonhos. É muitas vezes impossível separar a religião tradicional africana da medicina tradicional africana numa tentativa de explicar o conceito de saúde e doença. Os curandeiros tradicionais africanos desempenham o papel de sacerdotes, sacerdotisas e sumo sacerdotes em vários locais de culto e santuários.

Nos anos setenta, houve um interesse no estudo da medicina tradicional a um nível interdisciplinar envolvendo disciplinas como a sociologia, a epidemiologia, a psiquiatria e a história da medicina (Horacio Fabrega 1975, 1979) para fazer parte da ciência médica. A medicina tradicional centra-se na gestão da doença, tal como outras ciências médicas. Há diferentes especialistas que são considerados como profissionais na medicina tradicional africana e são os seguintes

2.3.1 Adivinhadores

Nas sociedades tradicionais africanas, muitas pessoas procuram regularmente os adivinhos. Em geral, não existem proibições contra esta prática. Os adivinhos são procurados pela sua sabedoria como conselheiros na vida e pelos seus conhecimentos de medicina herbal. Acredita-se que o adivinho vê para além do mundo físico do homem e que, de facto, tem o conhecimento da origem da existência. São capazes de curar as componentes físicas e espirituais do homem.

2.3.2 Ervanária

Este domínio, frequentemente designado por herbologia, herbalismo ou medicina herbal, utiliza plantas para fins medicinais e estuda essa utilização. As plantas têm sido a base dos tratamentos durante grande parte da história da humanidade e esta medicina tradicional ainda é praticada atualmente. Os herbalistas são profissionais treinados que utilizam materiais físicos testáveis na preparação dos seus remédios. Diagnosticam as doenças por meios físicos.

O herbalismo é um dos vários métodos utilizados no tratamento de várias doenças em África. O seu ambiente é abençoado com uma abundância de plantas e ervas, muitas das quais têm valores medicinais comprovados cientificamente em laboratório. Os herboristas tradicionais têm competências, conhecimentos e práticas comprovados sobre a utilização de diferentes ervas na correção de vários problemas de saúde, incluindo os que afectam a cavidade oral.

2.3.3 Gazes de óleo/água

Estas categorias de praticantes utilizam o óleo ou a água para diagnosticar a causa de uma doença ou de um infortúnio, procurando depois outros meios para instituir um remédio. Na maior parte dos casos, os clientes dizem as suas intenções silenciosamente para a água ou óleo espiritual. Mais tarde, uma rapariga virgem é chamada a olhar para a água ou óleo para contar a sua experiência, tal como reflectida no líquido ritual. Outras categorias de praticantes da medicina tradicional africana são os adivinhos, os curandeiros de ossos, os farmacêuticos tradicionais, as parteiras tradicionais, os psiquiatras tradicionais, os membros de igrejas de oração, os mallams/alfas e os sacerdotes de santuários, entre outros.

2.4 Higiene oral

A higiene oral é a prática de manter a boca e os dentes limpos para prevenir problemas dentários, mais frequentemente cáries dentárias, gengivite, doenças periodontais e mau hálito. Existem condições orais em que a higiene oral é necessária para a cicatrização e regeneração dos tecidos orais.

2.4.1 Objetivo da higiene oral

O principal objetivo da higiene oral é manter os dentes livres de problemas relacionados com a placa bacteriana, tais como infecções das gengivas e perda de dentes. A placa bacteriana é uma substância pegajosa que se faz sentir nos dentes várias horas após uma refeição que não foi limpa. É constituída principalmente por bactérias em crescimento. A placa bacteriana pode levar a doenças das gengivas e à perda de dentes. Quando a placa endurece nos dentes, chama-se tártaro dentário.

A limpeza incorrecta ou pouco frequente da cavidade oral tem consequências negativas. Estas são a placa bacteriana, o tártaro, a gengivite, a periodontite e a cárie dentária (Bethany, 2001).

2.4.2 Doenças orais e flora oral

As doenças são desvios ou interrupções da estrutura e da função normais de qualquer parte do corpo. Manifesta-se por um conjunto caraterístico de sinais e sintomas. As doenças orais são, por conseguinte, disfunções que afectam a cavidade do ser humano e que são causadas por falta de higiene oral.

As doenças orais afectam todos os grupos etários, desde as crianças até aos adultos. Os dentes podem sofrer atrito, abrasão, hipercalcificação e, em condições adequadas, destruição contínua por cárie.

• A atrição é o desgaste das superfícies oclusais dos dentes através da mastigação e é grave nas pessoas que vivem com uma dieta grosseira e com grão.

• *A estomatite aftosa* é uma doença ulcerada e está relacionada com a idade. Começa ou agrava-se na meia-idade. Factores nutricionais, como a falta de vitamina B, podem agravar esta doença.

• A glossite é a dor na língua e é comum nos grupos etários adultos.

A boca seca pode ser causada por medicamentos e pelo síndroma de Sjogren (Cawson, 1984,24:409-411, 25:418-421). Outros problemas de saúde oral que vale a pena mencionar são a placa bacteriana, o tártaro, a cárie dentária, a gengivite e a doença periodontal.

2.4.3 Formas de higiene oral com plantas

2.4.3.1 Os dentífricos, substâncias abrasivas presentes na maioria das pastas de dentes disponíveis no mercado, são atualmente, em grande parte, de origem inorgânica, mas em vez disso, os abrasivos naturais são amplamente utilizados. As plantas são utilizadas como abrasivos, por exemplo, *Acorus* *calamus, Cinhona official, Vitis vinife* e *Rumex cispus.*

2.4.3.2 As **gomas** de **mascar**, as gomas de *Siphium sp.* eram utilizadas pelos primeiros colonos e pelos índios do Norte para limpar os dentes e mantê-los brancos. As gomas de *Myroxyla balsamum, Croto xalapensis e Ficusplatyphylla* são muito utilizadas.

2.4.3.3 **As esponjas para mastigar** são populares entre a população do Gana. Estas são preparadas a partir de plantas como a *Acaciapennata, Hibiscus rostellatus* e *Lasianthera africana.* Os caules ou as videiras são colhidos na floresta, a casca é retirada e batida nas rochas até se transformar em esponjas. Depois de mastigar a esponja, esta é agarrada com os dedos e colocada sobre os dentes e as gengivas. De seguida, utiliza-se água para enxaguar a boca.

2.4.4 Saúde oral

É um estado de ausência de dores na boca e na face, cancro oral e da garganta, infecções e feridas orais, doenças periodontais (gengivas), cáries dentárias, perda de dentes e outras doenças e perturbações que limitam a capacidade de um indivíduo morder, mastigar, sorrir, falar e o seu bem-estar psicológico (OMS).

2.4.5 Diferentes métodos utilizados para a higiene oral

A escovagem frequente dos dentes combinada com a utilização de fio dentário evita a acumulação de placa bacteriana nos dentes. O fio dentário é importante na higiene oral, uma vez que remove a placa bacteriana e os alimentos em decomposição que ficam presos entre os dentes. A decomposição dos alimentos causa irritação nas gengivas, permitindo que o tecido gengival sangre mais facilmente. Os alimentos ácidos deixados nos dentes podem facilmente desmineralizar os dentes, causando eventualmente cáries. A irrigação oral, por outro lado, é conseguida através da utilização de um irrigador oral utilizado como um jato de água pressionado e direcionado para romper a placa bacteriana e as bactérias.

2.5 Conhecimento histórico e cultural da higiene oral

O homem primitivo mantinha a sua higiene oral, sem o saber, removendo objectos que causavam desconforto à sua cavidade oral por vários meios. Os babilónios, os gregos, os egípcios e os muçulmanos são os primeiros utilizadores de palitos de mascar. Eles inventaram várias formas de manter a sua saúde oral, utilizando palitos de dentes, galhos de árvores e tiras de linho, penas de aves, ossos de animais e penas de porco-espinho para remover objectos que ficavam armazenados entre os dentes.

A prática de enxaguar a boca pelos muçulmanos durante a ablução é um meio de manter a higiene oral. O uso de palitos de mascar é muito comum entre os praticantes da fé islâmica e pensa-se que foi introduzido como um meio de conseguir uma boa saúde oral. Em África, durante a libação às divindades, a prática de lavar a boca com álcool antes de o cuspir no local de culto pode ser considerada um meio de manter a higiene oral.

O pau de mascar também é utilizado em diferentes partes de África, da Ásia e da América do Sul. Os romanos eram extraordinariamente avançados em matéria de higiene oral, tendo sido encorajados por académicos médicos como Cornelius Celsus (25 a.C.-50 a.C.) a lavar a boca de manhã e a utilizar uma espécie de pasta de dentes rudimentar feita de ossos, cascas de ovos, pedra-pomes e mirra. Em túmulos etruscos datados de 500 a.C., foram descobertas pontes dentárias de ouro e até dentaduras parciais. Os gregos foram dos primeiros a utilizar a menta para ajudar a limpar e a refrescar o hálito. Os sumérios, os egípcios, os gregos, os chineses e os japoneses partilhavam a crença nos vermes dos dentes, em vários momentos da história. Foram utilizados vários métodos para expulsar os vermes de outras formas, incluindo feitiços, cânticos e outros rituais. A fumigação oral, que consiste em expelir os vermes com fumigantes feitos de sementes de hioscamo espalhadas sobre carvão em brasa, seguida de lavagem com água quente. A existência de vermes dentários foi durante muito tempo posta de parte.

Considera-se que o sal tem um efeito sobre os dentes, fortalece-os e promove a saúde. Foi utilizado no passado, como se reflecte na dinastia Song, o protagonista Jia Baoyu era conhecido por limpar os dentes com sal todos os dias. Frutas, legumes e especiarias, tais como tangerinas, laranjas, salsa, pimenta de Sichuan e funcho, os homens usam frequentemente estas especiarias, que polvilham na boca antes de se encontrarem com os convidados. O cheiro das especiarias esconde muitas vezes o mau hálito. Segundo os registos, o poeta Su Shi, da dinastia Song, criou um método de higiene oral utilizando chá forte. O chá comum era produzido em grande quantidade e utilizado para enxaguar a boca após as refeições. O chá remove a gordura e as partículas de alimentos e é suave para o sistema digestivo. O chá refresca o hálito e também melhora o sistema digestivo.

As pílulas de fragrância oral da dinastia Song continham receitas como cravinho, patchouli, lisimachia, noz-moscada, erva-moscada, angélica selvagem, casca de cássia de madeira de águia, entre outras, o pó era misturado com mel e refinado em pílulas. Este pó é eficaz para matar os germes, hidratar a boca, parar a hemorragia das gengivas e aliviar o inchaço. Fungo Poria/Tuckahoe, o fungo poria foi transformado numa mistura e depois utilizado como pasta de dentes. A pasta é espalhada no dente e nos seus órgãos associados com o dedo. Escovas de dentes de galho de salgueiro e cavalinha, este é um instrumento de limpeza oral muito antigo na tradição chinesa. A parte inferior de um galho é embebida e mastigada.

2.6 Medicina dentária tradicional africana

Trata-se de uma área especializada da Medicina Tradicional Africana. É tão antiga como a própria

Medicina Tradicional Africana. É uma parte integrante da Medicina Tradicional Africana e não é praticada isoladamente. De facto, um Herbalista desempenha o papel de Dentista Tradicional em situações orais graves mas, na maioria dos casos, toda a gente sabe e tem o que é preciso para manter a higiene oral.

A Medicina Tradicional Africana é, portanto, a soma total dos conhecimentos ou práticas, explicáveis ou inexplicáveis, utilizados no diagnóstico, prevenção ou eliminação de uma doença física, mental ou social, que podem basear-se exclusivamente em experiências ou observações passadas transmitidas de geração em geração, verbalmente ou por escrito (OMS, 1977). O médico tradicional africano é uma pessoa reconhecida pela comunidade em que vive como competente para prestar cuidados de saúde utilizando substâncias vegetais, animais e minerais e certos outros métodos (OMS, 1977).

A cavidade oral inclui os lábios, as gengivas, o trígono retro molar, os dentes, o palato duro, a mucosa da bochecha, a língua móvel e o pavimento da boca. As glândulas salivares principais estão em estreita relação com as estruturas da cavidade oral, embora não façam parte da cavidade oral. A cavidade oral é a porta de entrada do sistema digestivo nas suas funções anatómicas ou fisiológicas. A atividade digestiva é iniciada na cavidade oral, pelo que a cavidade oral retém alguns restos de alimentos, tornando-se assim uma atmosfera propícia a actividades microbianas que predispõem a várias doenças e cáries dentárias.

Existem várias doenças e condições orais que incluem cáries dentárias, doenças periodontais (gengivas), cancro oral, infecções orais (que podem ser bacterianas, fúngicas ou virais), traumatismos causados por lesões e lesões hereditárias. Estas doenças são causadas por uma dieta pouco saudável, pelo consumo de tabaco e de álcool e, mais importante ainda, por uma má higiene oral.

Por conseguinte, é importante manter a higiene oral para prevenir as actividades microbianas. Algumas das medidas tradicionais adoptadas para manter a higiene oral são a mastigação de bastões medicinais, o enxaguamento da cavidade oral com remédios à base de plantas e a utilização de medicamentos à base de plantas e minerais. O dente, que é responsável pela dentição do ser humano, é muito importante para a mastigação dos alimentos, o envelhecimento (determinação da idade) nos seres humanos e nos animais e tem valor estético para o homem.

O dente desempenha um papel importante na beleza do homem, razão pela qual, entre os iorubás do sudoeste da Nigéria, as esposas utilizam os dentes, entre outros, para dar nomes aos filhos nascidos antes de se casarem, uma vez que não estão autorizadas a chamar-lhes nomes, pois não contribuíram para o seu nome. Antes do aparecimento das escovas de cerdas de plástico, dos colutórios e dos medicamentos orais, utilizavam-se paus de mastigar de várias plantas, preparações à base de ervas e fontes minerais como cinzas e pedras de cerâmica moídas para manter a higiene oral.

2.6.1 Eficácia

É o grau em que algo é bem sucedido na produção de um resultado desejado, o sucesso. A Wikipédia, a enciclopédia livre, definiu eficácia como a capacidade de produzir um resultado desejado. Quando algo é eficaz, tem um resultado pretendido ou esperado, ou produz uma impressão profunda e vívida.

2.6.2 Pau de mascar

O pau de mascar pode ser comparado a um utensílio ou dispositivo fabricado a partir de um ramo ou raiz de uma planta que possui algumas propriedades capazes de limpar a cavidade oral e ajuda a prevenir as cáries e outras doenças que podem infetar a cavidade oral.

Os paus de mascar são utilizados principalmente em África para preservar os dentes e manter a higiene oral. Em alguns casos, são revestidos com cinzas e utilizados para esfregar os dentes e outros órgãos associados. Para além de remover a sujidade da cavidade oral, as cinzas também fornecem minerais essenciais ao organismo, como o cálcio e o potássio. As plantas utilizadas para mastigar os paus têm grandes efeitos medicinais e são principalmente de ação antimicrobiana. Em alguns casos, algumas pessoas utilizam a vara de mascar como forma de deixar de fumar. As crianças que têm o hábito de chuchar no dedo também podem utilizar os paus de mascar. O tempo passado a mastigar o pau com as mãos desviará a sua atenção do hábito de chuchar no dedo.

Os paus de mascar são facilmente acessíveis, uma vez que a maioria das plantas em que as suas partes são utilizadas são parte natural da nossa flora ecológica. São económicos, para aqueles que não têm acesso a eles no seu ambiente, provavelmente devido à urbanização ou à incapacidade de identificar as plantas adequadas; podem facilmente comprá-los a farmacêuticos tradicionais, tewe tegbo ou leku-leja. A mastigação de paus, para além de remover todos os restos de comida e carne que ficaram presos entre os dentes e noutros locais, também exercita muito ativamente os dentes, as mandíbulas e os maxilares, uma vez que não há tempo para mastigar os paus.

São designados de forma diferente em diferentes partes do globo, nomeadamente, Miswak e Siwak no Médio Oriente, Mswaki na Tansânia, Mofaka na Índia, Datun no Paquistão, Sothiou entre os Wolof do Senegal. Koyoji (japonês), quesam (hebraico), Qisa (aramaico) e mastic (latim) (Bos, 1993). Na Nigéria, o pau de mascar tem vários nomes como Choget shaget yin em Berom, Orin entre os Yoruba. Entre os vários paus de mascar utilizados em Yorubaland contam-se: Orin ata (*Zanthoxyphylum zanthoxyloides),* Orin ayin *(Anogeissus leiocarpus)* Orin Aayan (Percopers laxifora), Orin emi egbegi, Pako Ijebu *(Massilaria acuminate)* Orin ewuro (*Venonia amygdalia)* e Pako Ilorin *(Phoenix recinata).*

No caso de orin ata, orin ayin, orin ewuro, as raízes jovens são utilizadas para mastigar paus, ao passo que, no caso de Pako Ijebu e Pako Ilorin, os arbustos jovens são cortados em pedaços mais pequenos.

Torrar ligeiramente a parte de trás da raiz de alguns destes paus de mascar aumenta a libertação dos ingredientes activos, como os agentes antimicrobianos escondidos nas plantas, e também lhes dá sabor. Moringa, Asuwaki, planta Neem; Bishian dogonyaro *(Azadirachta indica),* Bishian delbeja, Bishian magaria são paus de mascar comuns utilizados pelos Hausa do Norte da Nigéria.

Existem medidas regulamentares (tabus) que impedem a saliva de ser cuspida em qualquer local ou lugar e que são utilizadas para evitar a propagação de infecções quando se mastigam palitos. Quem cuspir no chão pode, eventualmente, desenvolver dores de garganta, o que é utilizado para evitar a proliferação de micróbios que podem estar associados à saliva de alguém com infecções orais ou altamente infecciosas.

Além disso, se alguém estiver a mastigar um pau, não lhe é permitido ir buscar água ao poço. Isto é para evitar que a saliva caia da boca para o poço. É bom aderir estritamente a medidas que reduzam a contaminação do ambiente através de formas indesejáveis de mastigar o pau. Isto pode ser feito através de um período de tempo para mastigar o pau, cuspindo a saliva num recipiente que será devidamente eliminado e não mastigando paus durante as actividades domésticas.

2.6.3 Escolha de um pau de mascar

Os factores e crenças sociais, culturais, tradicionais, religiosos e ambientais são responsáveis pela escolha de paus de mascar, especialmente em África. Os mitos e os contos populares também são factores que contribuem para isso. Os habitantes de uma determinada área fazem uso das plantas que se encontram no seu ambiente imediato. Por exemplo, os Berom, Hausa. Fulani e outras tribos da Savana utilizam os arbustos que estão facilmente disponíveis no seu ambiente, enquanto os Ibo, Efik, Edo, Yoruba e outras tribos da parte sul da Nigéria dependem das árvores com que entram em contacto.

2.6.3 Composição química do pau de mascar

As plantas de onde provêm os paus de mascar contêm geralmente óleos voláteis, ácido tânico, saponinas, flavenóides e esteróides, que lhes conferem propriedades anti-sépticas, adstringentes e bactericidas que ajudam a reduzir a formação de placa bacteriana, têm efeitos anti-cariogénicos, eliminam o mau cheiro, melhoram o sentido do paladar e curam muitas doenças sistémicas.

Os paus de mascar também contêm trimetilamina, salvadorina, cloretos, fluoretos, sílica, enxofre, vitamina C, alguns contêm alcalóides que exercem um efeito antibacteriano. Ácido tânico; é a combinação do ácido do alho com a glucose; tem um efeito adstringente, pelo que é útil no tratamento de feridas e ulcerações na cavidade oral.

As propriedades do tipo tanino estão presentes na casca e na polpa de plantas dicotiledóneas e inibem o crescimento bacteriano e são capazes de proteger certas plantas contra infecções bacterianas

(Uritani, 1971:211-234; Van Sumere *et. al.*, 1975). A resina é um componente das plantas e é uma combinação de ácido resinoso, álcool e fenol. Por vezes, aderem ao esmalte, protegendo-o assim das cáries.

Os óleos voláteis são aromáticos, anti-sépticos e têm um efeito carminativo, expulsando o excesso de gás do estômago. O enxofre presente nas plantas exerce um efeito antimicrobiano. A vitamina C mantém a integridade da mucosa, ajuda a cicatrização e protege contra a abrasão. Os condutores que embarcam em viagens de longo curso também recorrem aos serviços de palitos de mascar para os manter acordados durante o período, o ato de mastigar também os mantém alerta e acordados. Pode dizer-se que algumas das propriedades ocultas de algumas destas varas de mascar são estimulantes, como se pode ver neste caso.

2.6.5 Propriedades anticancerígenas do stick de mascar

Anti-carcinogénico é a capacidade das plantas utilizadas para mastigar palitos de impedir o crescimento do cancro. Algumas das plantas que servem de bastão de mascar têm esta propriedade e estão listadas a seguir:

A raiz *de Fagara xanthoxyloides* é normalmente utilizada pelos Yoruba da Nigéria para o tratamento da dor de dentes. Diz-se que tem um efeito antifalcificante (tem o potencial de normalizar a forma de foice das células sanguíneas dos pacientes com anemia falciforme) e é ativa contra organismos cancerígenos como Streptococcus mutans (Akpata e Akirimisi, 1977:717-725).

A Azadirachta indica é utilizada popularmente pelos Hausa e Fulani da Nigéria para o tratamento da dor de dentes. Tanto os ramos como o óleo contêm substâncias com atividade antimicrobiana de largo espetro. Os componentes do óleo foram incorporados num dentífrico que reduz a irritação gengival (Rathje, 1971).

As varas para mastigar o caule de Bridelia ferruginea são muito usadas na África Ocidental. Os Yoruba fervem a casca com sumo de lima e usam o líquido arrefecido para o tratamento de gengivite ulcerativa necrosante aguda (Enwonwu, 1980; 31:29-38).

2.6.6 Formas de paus de mascar

Os paus de mascar estão disponíveis em várias formas, formatos e tamanhos. Podem ser obtidos a partir de caules jovens ou de raízes tenras. Alguns paus são mastigados com a casca inteira intacta, enquanto outros são cortados em tamanhos mais pequenos para facilitar o manuseamento e a mastigação. Têm geralmente uma média de 10 mm de diâmetro e 150 mm de comprimento. Para alguns, as raízes são utilizadas, as raízes jovens são arrancadas e as raízes são lavadas, limpas e os pêlos das raízes são raspados. Em alguns casos, são ligeiramente torradas para libertar os ingredientes activos e também para realçar o aroma.

Os produtos frescos são muitas vezes preferidos porque são fáceis de mastigar e formam cerdas na extremidade que esfregam vigorosamente os dentes e a gengiva para limpar a sujidade da cavidade, mas os secos são difíceis de mastigar e não são facilmente amolecidos, podendo causar lesões na mucosa. Se forem utilizadas as secas, devem ser mergulhadas em água durante algum tempo para amolecer o caule.

2.6.7 Método de utilização

A forma como os paus de mascar são manuseados é semelhante ao modo de segurar as escovas de cerdas modernas. São seguradas entre os dedos e utilizadas para esfregar os dentes, as gengivas e a língua na vertical e na horizontal com algum rigor. Não existe uma regra rígida quanto ao modo de manusear o pau de mascar, mas este deve ser capaz de atingir os seus objectivos. Remover os resíduos dos dentes, as camadas brancas da língua e dar bom cheiro.

2.6.8 Período de utilização da vara de mascar

T Não existe um período específico para mastigar o palito, mas é frequentemente utilizado antes das refeições para remover as bactérias capazes de converter o açúcar em ácido, prevenindo assim a cárie dentária. Por vezes, pode ser utilizado depois da refeição. Alguns muçulmanos mastigam o palito antes da ablução que precede as orações.

2.6.9 Duração da utilização da vara de mascar

Não existe um período de tempo para utilizar o stick de mastigação, mas este deve ser utilizado dentro do período de tempo necessário para remover eficazmente os resíduos e o mau odor da cavidade oral.

2.7 Comparação das formas indígenas e modernas de manter a higiene oral

A maioria dos métodos modernos de manutenção da higiene oral derivam de vários métodos tradicionais, mas foram aperfeiçoados. Por exemplo, a escovagem dos dentes foi desenvolvida a partir da utilização de paus de mastigar, enquanto o fio dentário teve origem na forma tradicional de apanhar os restos de comida armazenados entre os dentes com paus, penas, ossos, etc. A irrigação oral era o antigo ato de enxaguar vigorosamente a cavidade oral com água ou álcool para remover à força os restos de comida deixados na cavidade oral.

2.7.1 Práticas tradicionais africanas que chamaram a atenção do mundo

A informação básica que conduziu à investigação científica de plantas medicinais em África foi obtida de herboristas ou médicos tradicionais, vendedores de ervas nativas e povos indígenas locais (Baba *et. al.,* 1992: 159,22). No que diz respeito às actividades moluscidas, *Phytolacca dodecandra, Tetrapleura tetraptera* e *Swartzia madagascariences* tornaram-se um interesse de investigação internacional para o controlo da Schistomíase (Adewunmi, 1991;103:21-23). A gedunina e a nimbolida, dois dos vários limonóides da família *Azadirachta indica*, foram identificados como constituintes antimaláricos (Khalid e Deddeck, 1989;922-6). A raiz de *Cryptolepis sanguinolenta*, utilizada para o tratamento de infecções do trato urinário na medicina tradicional, é fortemente antimicrobiana, tendo a criptolepina como princípio ativo.

Foi relatado que os paus de mascar comuns utilizados pelos africanos em várias comunidades para cuidados dentários tradicionais possuem acções contra a flora microbiana oral e contêm vários minerais que podem impedir a formação de placa dentária em medicina dentária (Sofowora, 1993:67-69). As varas de mascar mais importantes, *Zanthoxylum zanthoxyloides*, são também anticancerígenas e anti-enjoo e contêm alcalóides, berberina, fagaronina, queleritrina, etc. como principais ingredientes activos. *Ancistrocladus abbreviates,* uma planta dos Camarões, mostra uma forte atividade contra o VIH no laboratório do Instituto Nacional do Cancro nos EUA. A propriedade anti-viral foi atribuída à Michelamina B, que foi desenvolvida para pessoas que vivem com VIH/SIDA.

2.7.2 Preparações tradicionais à base de plantas para a higiene oral

Os remédios à base de plantas têm uma longa história de utilização para problemas de gengivas e dentes. Em muitas culturas tradicionais, não existem escovas de cerdas de plástico, sendo comum a utilização de "paus de mascar". Os paus de mascar são normalmente retirados de plantas, arbustos ou árvores com elevada atividade antimicrobiana. As pontas dos paus seleccionados são desfiadas e utilizadas para massajar as gengivas e "passar o fio dental" nos dentes (Christopher Hubbs).

Os extractos de ervas têm recebido especial atenção por serem não químicos e não sintéticos, e têm sido utilizados há muito tempo na medicina tradicional (Elvin, 1980; Marsh e Bradshaw, 1993). Aparentemente, a utilização de medicamentos à base de plantas não é restrita aos seres humanos. Os curandeiros indígenas afirmam muitas vezes ter aprendido ao observar que os animais doentes mudam a sua preferência alimentar para mordiscar ervas amargas que normalmente rejeitariam (Huffman, 2003).

As propriedades medicinais associadas à cicatrização da gengiva, analgesia, anti-sickling, hemostase e adstringência foram atribuídas às varas de mascar, bem como a posse de efeitos antimicrobianos e inibidores da placa bacteriana (El-Said *et al.* 1971; Isaacs-Sodeye *et. al.,* 1975; Wolinsky e Sote, 1983 e 1984; Rotimi *et al).*

O estado de saúde oral tem um grande impacto nas características gerais da vida e do bem-estar. Com o aumento da taxa de doenças orais, intensificou-se a necessidade global de produtos eficazes e económicos para a prevenção e o tratamento. Este facto exige uma compreensão das práticas tradicionais e das crenças em matéria de saúde oral]. A utilização de escovas de dentes modernas e de aparelhos de limpeza interdentária ignorou a ferramenta de higiene oral primitiva mais eficaz, ou seja, os paus de mastigar também conhecidos como miswak (Malik *et. al.*, 2014).

A utilização diária de um composto anti-placa eficaz, especialmente uma forma formulada em pasta dentífrica, pode ser muito benéfica no controlo da placa bacteriana. Alguns grupos de compostos antimicrobianos têm sido estudados até à data. Os mais importantes destes compostos são os extractos de ervas, os sais metálicos e os compostos fenólicos. Cada um destes três grupos demonstrou resultados positivos em estudos clínicos e laboratoriais.

Os extractos de ervas têm recebido especial atenção por serem não químicos e não sintéticos, e têm sido utilizados há muito tempo na medicina tradicional (Elvin, 1980; Marsh e Bradshaw, 1993).

Apesar da resistência da medicina moderna à ideia de que as doenças dos dentes e das gengivas estão relacionadas com a alimentação, esta ideia é amplamente aceite entre os ervanários e os profissionais de orientação holística. O método mais eficaz para retardar ou mesmo parar a cárie dentária e as doenças das gengivas, para além de uma higiene oral ativa e consistente, é a eliminação dos açúcares simples refinados da dieta. Estes estão escondidos em muitos alimentos processados, que também devem ser limitados a 5-10% da dieta, no máximo (Christopher Hobbs).

2.7.3 Contribuições da medicina tradicional para os cuidados de saúde primários em África

Os cuidados de saúde primários são a chave para o desenvolvimento de uma política nacional de saúde e são definidos pela Declaração de Alma-Ata de 1978: são cuidados essenciais, baseados em métodos e tecnologias práticos, cientificamente sólidos e socialmente aceitáveis, tornados universalmente aceitáveis para os indivíduos e as famílias da comunidade através da sua plena participação e a um custo que a comunidade e o país podem suportar, a fim de manter, em todas as fases do desenvolvimento, o espírito de autossuficiência e auto-determinação.

É o primeiro nível de contacto para os indivíduos, as famílias e as comunidades no âmbito do sistema nacional de saúde, aproximando os cuidados de saúde dos locais onde as pessoas vivem e trabalham, constituindo assim o primeiro elemento de um processo contínuo de cuidados de saúde (OMS, 1978). Examinando a filosofia do ponto de vista crítico da definição dos CSP, é fácil avaliar a prática ortodoxa a par dos cuidados de saúde tradicionais no contexto africano. Por conseguinte, é importante integrar a Medicina Tradicional Africana com a prática médica moderna para uma prestação de cuidados de saúde eficaz. Desde então, a OMS tem instado os países em desenvolvimento do mundo a utilizar os recursos da Medicina Tradicional para atingir os objectivos dos CSP.

A medicina tradicional demonstrou a sua contribuição para a redução da mortalidade excessiva, da morbilidade e da incapacidade devidas a doenças como a SIDA/VIH, a malária, a tuberculose, a anemia falciforme, a diabetes e as perturbações mentais.

2.8 Descoberta de medicamentos a partir da medicina tradicional

As plantas, que constituem a base dos sistemas de medicina tradicional desde há milhares de anos, foram originalmente fundamentais para a descoberta e a indústria de medicamentos farmacêuticos. Por conseguinte, a história da descoberta de medicamentos e mesmo da química dos medicamentos está inexoravelmente ligada ao reino vegetal e o processo de obtenção de medicamentos a partir de fontes vegetais não é certamente novo (Parfitt, 1978). Em 1785, o médico inglês descobriu as utilizações medicinais da dedaleira *(Digitalis purpurea)*, que deu origem à digoxina, um medicamento cardíaco indispensável.

A descoberta do quinino, um medicamento eficaz contra a malária, a partir da *Cinchona officinalis* ocorreu em 19th século. A efedina foi descoberta a partir da *Epheda sinica* da medicina tradicional chinesa para o tratamento da asma.

2.9 Palitos de mascar na higiene oral

Os palitos de mastigar são vulgarmente utilizados como instrumento de higiene oral em várias partes do mundo. A escolha da vareta depende muito mais da preferência tradicional do que da eficácia clínica. É um dispositivo de higiene oral acessível e os benefícios adicionais derivam do seu aspeto funcional de mastigação como exercitador dos maxilares, bem como da indução reflexa de saliva, que é benéfica para a higiene oral (Antia Hooda, Manu Rathee, Janard han Sigh, 2009)

Nos últimos anos, muitos investigadores de todo o mundo estudaram o Miswak como uma planta útil para a higiene oral. Os ensaios clínicos demonstraram que a utilização regular de varas de mascar de *Salvadora persica* reduz a placa bacteriana. Foi relatado que a incidência de cáries entre os utilizadores de varas de mascar é baixa, apesar da ingestão de uma dieta rica em hidratos de carbono e da falta de medidas profilácticas dentárias modernas.

Os investigadores árabes concluíram, a partir de um inquérito exaustivo a vários milhares de crianças de escolas sauditas, que a baixa incidência de inflamação gengival era atribuível à prática da utilização do Miswak para a limpeza dos dentes (Gazi *et. al.,* 1992). Esta planta pertence à família das Salvadoraceae, é um arbusto de folha perene que tem uma madeira macia e inclinada para o branco. Uma vez que as escovas feitas com a sua madeira fortalecem as gengivas, tem sido chamada de "árvore Miswak" (árvore Meswak) na medicina tradicional (Poureslami 2007).

As plantas populares que são utilizadas para mastigar e/ou escovar os dentes incluem *Salvadora persica* (miswak da árvore arak) e *Azadirachta indica (Neem)*. Algumas das espécies populares utilizadas como escova de dentes natural na África Austral-Oriental são *Albizia coriaria, Acacia nilotica, Balanites aegyptiaca, Berchemia discolor, Boscia coriacea, Cadaba farinose, Cordia sinensis, Cupressus lusitanica, Dobera glabra, Dodonia angustifolia, Euclea schimperi, Olea europea subsp. africana, Rhus abyssinica, Rhus natalensis, Rhus retinorrohoae, Rhamnus staddo , Sterospermum kunthianum, Salix subserrata, Vernonia amygdalina, etc.*

Na África Ocidental, são utilizadas a tília *(Citrus aurantafoha)* e a laranjeira *(Citrus sinesis~)*. As raízes do Senna *(Cassia vinnea)* eram utilizadas pelos negros americanos e as do Laburnum africano *(Cassia sieberianba)* eram utilizadas na Serra Leoa. Arak, uma árvore utilizada para o miswak, é também conhecida como "árvore da escova de dentes". Embora o miswak seja geralmente obtido a partir das raízes da árvore Arak, alguns paus são feitos a partir dos seus ramos e casca.

Taiwo e Xu (2009) estudaram a atividade antibacteriana de 10 extractos aquosos de paus de mascar de madeira amplamente utilizados na Nigéria contra 25 bactérias diferentes. Estes trabalhadores observaram que os extractos de cinco paus, nomeadamente *Garcivna kola, Anogeissus leiocarpus, Terminalia glaucescens, Sorindeia warneckei e Vitex doniana*, apresentavam fortes actividades contra *Staphylococcus aureus* resistente à meticilina, *Enterococcus* resistente à vancomicina, *Burkholderia cepacia* multirresistente e *Pseudomonas aeruginosa*.

A raiz e ou casca de S. Persia contém 27% de cinzas, alcalóides, resina e grandes quantidades de cloro e trimetilamina, sílica, vitamina C, e quantidades negligenciáveis de taninos e saponinas (Farooqi e Srivastava, 1986).

2.10 Eficácia do stick de mastigação na higiene oral

As varas de mascar podem desempenhar um papel na promoção da higiene oral, e justifica-se uma avaliação mais aprofundada da sua eficácia (OMS, 2000). A disponibilidade, o baixo custo, a simplicidade e a associação religiosa ou tradicional das varas de mascar tornaram-nas populares nos tempos modernos. O sabor pungente e os efeitos de mastigação dos paus de mascar podem aumentar a secreção de saliva na boca, aumentando assim o seu efeito tampão (Hattab, 1997:125-129). Olsson, em 1978, referiu que os paus de mastigar reduziam as cáries dentárias mais eficazmente do que as escovas de dentes convencionais. Apesar da dieta rica em calorias tradicionalmente consumida no Gana, a incidência de cáries e de outras doenças dentárias era baixa entre os ganeses utilizadores de sticks de mascar (Elvin-Lewis et al, 1980).

2.11 Constrangimentos na utilização de paus de mascar

As cerdas da vara de mascar situam-se no eixo longo da vara, enquanto as da escova de dentes são colocadas perpendicularmente ao cabo. É difícil alcançar a superfície lingual da dentição com a vara de mascar. O uso habitual do bastão de mascar durante um período prolongado, como observado por Hollist (1981) e Khorry (1983:11-4), esfrega a superfície anterior dos dentes, ignorando a extremidade posterior. O uso do bastão de mascar pode ser um possível fator etiológico da recessão gengival (Eid *et. al.,* 1991).

Capítulo 3. Metodologia

3.1 Área de estudo

Os Berom constituem a maioria dos grupos étnicos autóctones do planalto de Jos e alguns podem ser encontrados no sul de Kaduna. São predominantemente camponeses, embora alguns tendam ultimamente para a agricultura mecanizada. A sua população é de aproximadamente 2,5 milhões de habitantes e está distribuída por quatro grandes administrações locais do Estado de Plateau, nomeadamente as administrações locais de Jos Norte, Jos Sul, Riyom e Barkin Ladi.

Berom deriva das palavras WOROM ou OROM, que têm origem nos seus pais fundadores e que significam "os mandados embora", o que pode ter resultado dos conflitos da Idade das Trevas, quando se deslocaram do seu local de origem para o local que ocupam atualmente. Berom é plural, enquanto Worom ou Orom é singular. Os Berom encontram-se entre a latitude de 8° 45'E e a longitude 9'N. O estanho e a columbite são os principais minerais encontrados nas terras do povo Berom do Estado de Plateau. Onze distritos constituem a tribo Berom e são Bachi, Du, Fan, Foron, Gashish, Gyel, Kuru, Hiapang, Riyom, Ropp e Vwang.

Mapa da Nigéria mostrando o Estado de Plateau

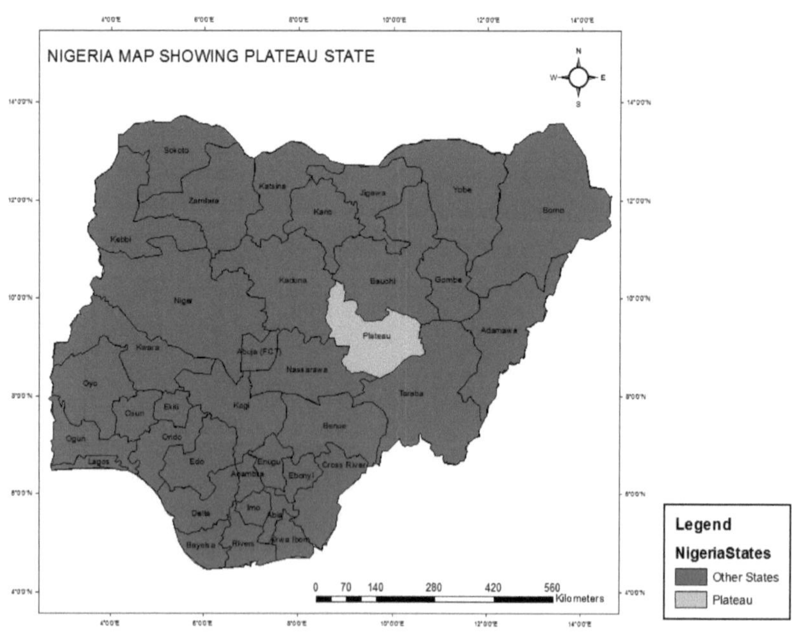

Mapa do Estado de Plateau com os distritos de Berom.

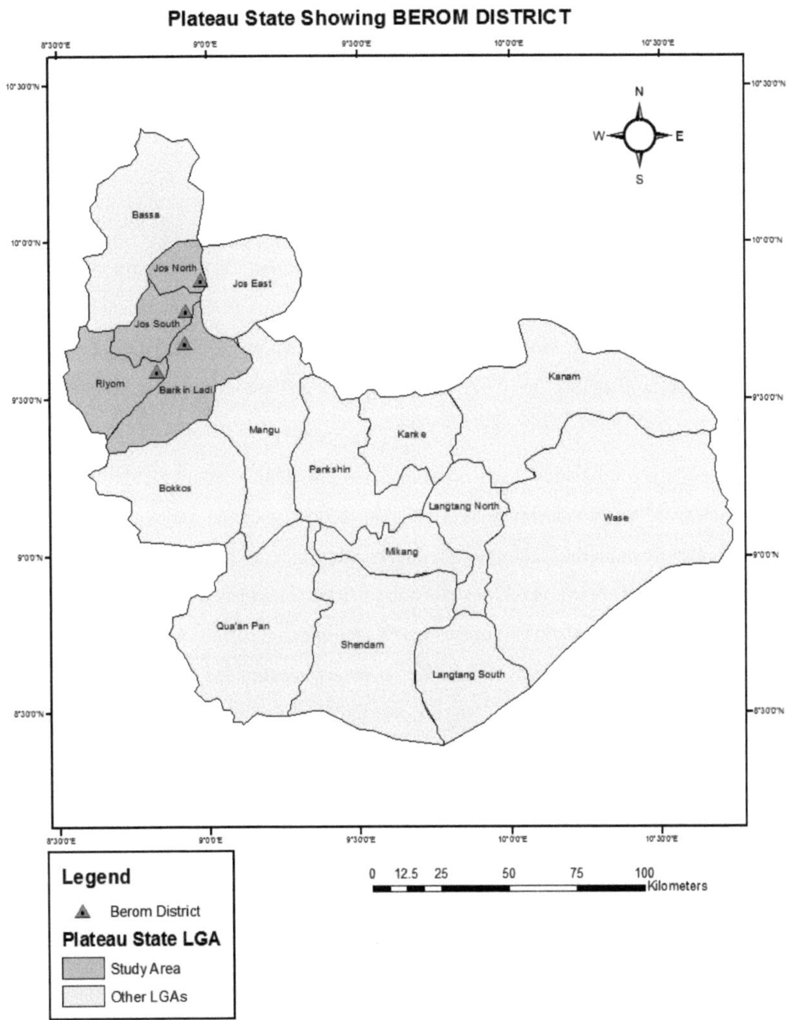

3.2 Abordagem de investigação

O questionário estruturado foi complementado com entrevistas informais não estruturadas e com perguntas guardadas para recolher dados do campo. De igual modo, recorreu-se à observação participante para ver como as partes das plantas eram transformadas em paus de mascar e a forma como eram utilizadas para a higiene oral.

3.3 A população-alvo

Os questionários foram aplicados à população Berom que se presume ter conhecimento da utilização de paus de mascar. As áreas predominantemente ocupadas pelos Berom foram o alvo. Foram seleccionadas as pessoas que responderam aos questionários e que apresentavam uma boa lista de plantas nativas utilizadas para mastigar paus, tendo sido seguidas de entrevistas informais ou não estruturadas. O objetivo é identificar as plantas listadas e também descobrir os seus nomes botânicos. A maioria das pessoas envolvidas colaborou de forma adequada.

3.4 Métodos de recolha de dados

A informação foi obtida a partir de fontes primárias e secundárias. Os dados para esta investigação são qualitativos e quantitativos. Os quantitativos foram utilizados para quantificar o feedback dos questionários. Os inquiridos eram anónimos. Neste contexto, foram utilizadas frequências percentuais, correlação e análise de regressão ao efetuar a análise utilizando o software estatístico SPSS.

Os dados primários são utilizados pelos investigadores em ciências sociais e da saúde para obter dados diretamente do sujeito de interesse. Na maioria dos casos, os dados são recolhidos pelo investigador através de inquéritos, entrevistas e observações directas. Os dados secundários, por outro lado, são os dados que já foram recolhidos por outra pessoa. Trata-se de uma conceção documental (Collins e Hussey, 2003). Os dados secundários são recolhidos a partir de outras fontes que não as actividades directas do investigador. As fontes de dados secundários incluem livros didácticos, revistas e artigos académicos, sítios Web e documentos de empresas, documentos e actas de conferências, documentos e relatórios governamentais. A informação recolhida através de dados secundários é utilizada para o meu quadro concetual.

3.5 Observação Participante

A descrição sistemática de acontecimentos, comportamentos e artefactos no contexto social escolhido para estudo (Marshall e Rossman, 1989). Isto implica a utilização dos cinco sentidos para descrever a situação existente, fornecendo uma fotografia escrita da situação em estudo (Erlandson, Harris, Skipper e Allen, 1993).

Bernard (1994) define a Observação Participante como o processo de estabelecer uma relação com a comunidade, de modo a que os seus membros actuem naturalmente, retirando-se depois do ambiente ou da comunidade para se imergir nos dados e compreender o que se está a passar e ser capaz de escrever sobre isso. O autor inclui a observação, as conversas naturais, as entrevistas, as listas de controlo, os questionários e os métodos não intrusivos. Durante esta investigação, observei pessoas que estavam a usar paus de mascar na minha vizinhança e também participei na sua utilização.

3.6 Entrevistas informais/não estruturadas

Trata-se de um método de investigação qualitativa em que as entrevistas não são previamente combinadas. Esta forma de entrevista é importante para desenvolver uma compreensão de uma cultura, experiência ou ambiente ainda não totalmente compreendido ou apreciado. Este método é utilizado para entrevistar inquiridos que possuem conhecimentos aprofundados sobre várias plantas que são utilizadas para mastigar paus. Os inquiridos mostraram-me as plantas e algumas delas foram levadas para a School of Forestry, Jos, para identificação e designação botânica.

3.7 Abordagem de amostragem

A amostragem selectiva foi utilizada para selecionar os inquiridos para esta investigação, tanto os que responderam ao questionário como os que foram entrevistados.

3.8 Método de análise e apresentação dos dados

Os dados recolhidos no terreno através de um questionário foram analisados com recurso ao software SPSS. Assim, para analisar os dados, foram utilizadas estatísticas descritivas simples de contagem de frequências e distribuição de percentagens. A análise do qui-quadrado e da ANOVA foi utilizada para determinar o nível de significância das variáveis. Foram utilizados gráficos de barras para apresentar os resultados das variáveis demográficas, enquanto os resultados das conclusões foram apresentados em tabelas. No final da apresentação dos resultados em gráficos e tabelas, procedeu-se à discussão das conclusões.

Capítulo 4. ANÁLISE DOS DADOS E DISCUSSÃO DAS CONCLUSÕES

4.1 Introdução

Este capítulo trata da análise dos dados recolhidos no terreno. Está dividido em quatro partes. A primeira parte apresenta as variáveis demográficas dos inquiridos. A segunda parte apresenta as respostas às questões de investigação. A terceira parte trata do teste das hipóteses de investigação. A quarta parte apresenta a discussão dos resultados.

4.1.1 Antecedentes demográficos dos inquiridos

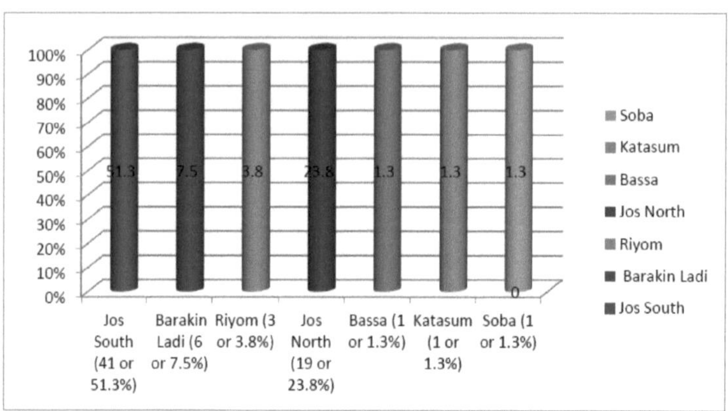

Figura 4.1: Área do governo local dos inquiridos

A maioria dos inquiridos era de Jos Sul, com uma taxa de resposta de 51,3%, enquanto 19,23% dos inquiridos eram de Jos Norte (Fig. 4.1).

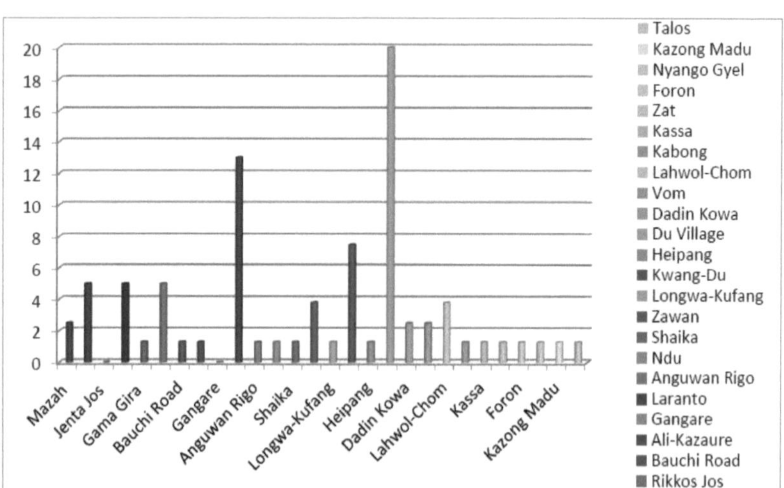

Figura 4.2: Aldeia/comunidade dos inquiridos

A Figura 4.2 mostra que a maioria dos inquiridos era de Du Village, com uma taxa de resposta de 20,0%.

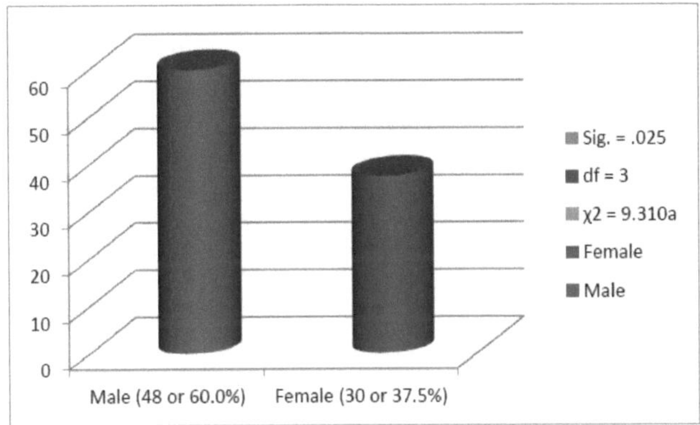

Figura 4.3: Género dos inquiridos

Os resultados (Fig. 4.3) mostraram que a maioria dos inquiridos era do sexo masculino, com uma taxa de resposta de 60,0%. Assim, verificou-se que o que os inquiridos utilizavam para manter a sua higiene oral era dependente

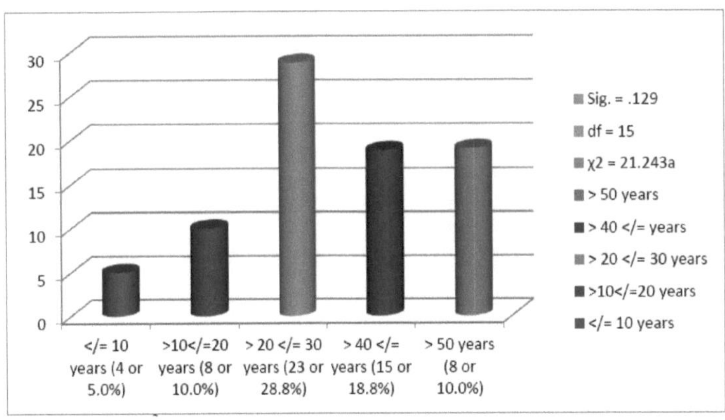

no seu género ($\chi^2 = 9{,}310$; df = 3; P < 0,05).

Figura 4.4: Distribuição dos inquiridos por idade

Os resultados da Fig. 4.4 mostram que a maioria dos inquiridos tinha idades compreendidas entre os 20 e os 30 anos, com uma taxa de resposta de 28,8%. Outros 18,8% tinham idades compreendidas entre os 31 e os 40 anos. No entanto, ao examinar o impacto da idade no que os inquiridos utilizavam para manter a sua higiene oral, verificou-se que a idade não era significativa ($\chi^2 = 21,243$; df = 15; P > 0,05).

Tabela 4.1: Distribuição dos inquiridos por localidade, tempo de residência, nível de educação, estado civil, religião e dimensão do agregado familiar

Item de pergunta	Freq.	Perc. (%)	χ^2	df	Sig.
Nativo do local de estudo?					
Sim	64	80.0	0.894[a]	3	0.827
Não	8	10.0			
Tempo de residência no local de estudo aqui					
> 5 ≤ 10 anos	3	3.8	1.679[a]	6	0.947
> 10 ≤ 15 anos	36	45.0			
> 15 anos	36	45.0			
Nível de educação formal					
Sem educação formal	4	5.0	17.977[a]	18	0.457
Escola de alfabetização de adultos	1	1.3			
Ensino primário	1	1.3			
Ensino secundário	14	17.5			
OND/NCE	40	50.0			
HND/primeiro grau	10	12.5			
Grau superior	8	10.0			
Estado civil					
Casado	49	61.3	6.619[a]	3	0.085
Individual	30	37.5			
Religião					
O cristianismo	68	85.0	2.153[a]	3	0.541
Islão	10	12.5			
Dimensão do agregado familiar					
1- 4	19	23.8	12.549[a]	9	0.184
5 - 10	21	26.3			
11 - 15	3	3.8			
21 - 25	4	5.0			

A Tabela 4.1 mostra que 64 (80,0%) dos inquiridos eram naturais do Estado de Plateau, enquanto 36 (45,0%) residiam na sua localidade há pelo menos 10 anos. Além disso, 40(50.0%) tinham um certificado OND/NCE, 49(61.3%) eram casados, e 68(85.0%) eram cristãos. Em termos de dimensão do agregado familiar, 21 (23,8%) dos inquiridos tinham entre 1 e 5 membros, enquanto 19 (23,8%)

tinham entre 5 e 10 pessoas sob o seu teto.

Tabela 4.2: Profissão dos inquiridos

Atividade principal	Freq.	Perce. (%)	χ^2	df	Sig.
Agricultura	25	31.3			
Pesca	1	1.3			
Comércio	13	16.3			
Transformação de produtos	5	6.3			
Artesão	2	2.5	26.033[a]	27	0.517
Funcionário público	15	18.8			
Sapateiro	1	1.3			
Alfaiataria	3	3.8			
Impressora	3	3.8			
Estudante	6	7.5			
Ocupação secundária					
Agricultura	9	11.3			
Criação de gado	10	12.5			
Comércio	14	17.5			
Transformação de produtos	5	6.3			
Pesca	2	2.5			
Trabalhador por conta de outrem	4	5.0			
Caça	2	2.5			
Artesão	5	6.3			
Recolha de PFNL	2	2.5			
Cabeleireiro	3	3.8			
Funcionário público	3	3.8			
Impressora	2	2.5			
Estudante	6	7.5			

Quanto à ocupação dos inquiridos, a Tabela 4.2 mostra que 25 (31,3%) dos inquiridos escolheram a agricultura como ocupação principal, enquanto 15 (18,8%) eram funcionários públicos. No entanto, apenas 14 (17,5%) escolheram o comércio e 10 (12,5%) a criação de gado como ocupação secundária.

4.2 Análise das questões de investigação

4.2.1 Questão de investigação 1: Quais são as formas de manter a higiene oral?

Quadro 4.3: manutenção da higiene oral pelos inquiridos

	Frequência	Percentagem (%)

Respeita a higiene oral?	Sim	69	86.3
	Não	4	5.0
O que utiliza para manter a higiene oral	Pasta de dentes convencional	35	43.8
	Pasta de dentes à base de plantas	26	32.5
	Pau de mascar	13	16.3
	Combinação de todos	5	6.3

Foi solicitado o consentimento dos inquiridos para a manutenção da higiene oral e 69 (86,3%) deles responderam afirmativamente. No entanto, 35(43,8%) indicaram a utilização de pasta dentífrica convencional na manutenção da sua saúde oral. Apenas 13(16,3%) utilizavam um stick de mascar, enquanto 26(32,5%) utilizavam pasta dentífrica à base de plantas (Tabela 4.3).

Tabela 4.4: Tabela ANOVA mostrando o nível de significância dos materiais utilizados para a higiene oral, utilidade da mastigação doente, valor da vara de mastigação e uso da vara de mastigação; utilidade da mastigação doente, materiais utilizados para a higiene oral, efeito dos materiais escolhidos no valor da vara de mastigação.

		Soma de quadrados	df	Quadrado médio	F	Sig.
Utilizar um pau de mascar	Entre grupos	194.241	3	64.747	.738	.534
	Dentro dos grupos	4475.468	51	87.754		
	Total	4669.709	54			
Valor da vara de mascar	Entre grupos	452.300	3	150.767	2.446	.074
	Dentro dos grupos	3267.068	53	61.643		
	Total	3719.368	56			

A Tabela 4.4 mostra, assim, que a análise de variância produziu uma razão F de 0,738 (p > 0,05) para os materiais utilizados na higiene oral, utilidade da mastigação doente, valor do pau de mascar e utilização do pau de mascar; e uma razão F de 2,446 (p > 0,05) para a utilidade da mastigação doente, materiais utilizados na higiene oral, efeito dos materiais escolhidos no valor do pau de mascar. Isto implica que o nível de influência do que os inquiridos utilizam atualmente para manter a higiene oral em relação às formas tradicionais de manter a higiene oral não foi significativo.

4.2.2 Segunda questão de investigação: Qual é a eficácia da mastigação com bastão na higiene oral?

Tabela 4.5: Eficácia do stick de mascar na higiene oral

		Frequência	Percentagem (%)
Quais são os efeitos da sua escolha nos seus dentes	Sem doenças	35	43.8
	Branqueamento	18	22.5
	Agradável	7	8.8
	Combinação de ambos	17	21.3
Já visitou um dentista antes	Sim	18	22.5
	Não	62	77.5
Em caso afirmativo, para que doenças dentárias específicas	Sensibilidade	1	1.3
	Cáries dentárias	4	5.0
	Dores de dentes	2	2.5
	Controlo de rotina	4	5.0
Quantas vezes vai ao dentista por ano	Uma vez	5	6.3
	Duas vezes	7	8.8
	Mais de duas vezes	12	15.0
	Nenhum	40	50.0
	Conforme a necessidade	8	10.0
Outras medidas utilizadas para melhorar a parte vegetal	Ligeira torrefação	9	11.3
	Secagem	15	18.8
	Raspagem da casca	16	20.0
	Cortar o caule em pedaços mais pequenos	29	36.3
Que grupo de pessoas usa mais paus de mascar na atualidade?	Habitantes rurais	51	63.8
	Habitantes urbanos	8	10.0
	Ambos	18	22.5
Qual o grupo etário que mais usa palitos de mascar hoje em dia?	Adulto	58	72.5
	Jovens	7	8.8
	Ambos	9	11.3
Há quanto tempo utiliza o stick de mascar?	5 anos	10	12.5
	10 anos	6	7.5
	15 anos	2	2.5
	20 anos	9	11.3
	25 anos	8	10.0
	35 anos	1	1.3
	40 anos	2	2.5
	50 anos	1	1.3

A Tabela 4.4 mostra que a maioria dos inquiridos indicou que a sua escolha de técnica de higiene oral era a ausência de doença, com uma taxa de resposta de 35 (43,8%), enquanto 18 (22,5%) indicaram o branqueamento. Para explicar melhor o efeito da escolha de higiene oral dos inquiridos, 62 (77,5%) indicaram que nunca visitaram um dentista. Isto poderia significar que os inquiridos estavam efetivamente livres de doenças orais.

4.2.3 Questão de investigação três: Que plantas desempenham um papel importante na mastigação de paus?

As várias plantas utilizadas pelos Berom que são nativas das terras Berom, com base nos resultados desta investigação, são: Gara *(Jatropha curcas)*, Shong Nyama *(Rhus natalensis)*, Hwak *(Uvaria afzelii)*, mas há outras plantas que foram introduzidas nos Berom pelos colonos, nomeadamente a planta Neem (*Azadirachta indica*), Tulup (*Vernonia amygdalina*) e a planta Goiaba (*Psidium guajava*). Os resultados deste estudo revelaram que os ramos jovens destas plantas eram utilizados como paus de mastigar.

Tabela 4.6: Distribuição de frequência das medidas usadas para melhorar as partes de plantas usadas como pau de mascar

	Frequência	Percentagem (%)
Ligeira torrefação	9	11.3
Secagem	15	18.7
Raspagem da casca	16	20.0
Cortar o caule em pedaços mais pequenos	29	36.3
Sem resposta	11	13.7
Total	80	100.0

A observação dos resultados na Tabela 4.5 mostra que a principal medida usada para melhorar a parte da planta na área de estudo foi cortar o caule em pedaços mais pequenos, com 29 (36,3%) taxas de resposta. Outras medidas utilizadas para complementar o corte foram: raspar a casca, como indicado por 16 (20,0%), secar 15 (18,7%) e assar ligeiramente, como indicado por 9 (11,3%) dos inquiridos.

4.2.4 Questão de investigação quatro: Que categorias de pessoas utilizam palitos de mascar para a higiene oral?

Tabela 4.7: Categorias de pessoas que utilizam palitos de mascar para a higiene oral

		Frequência	Percentagem (%)
Que grupo de pessoas usa mais paus de mascar na atualidade?	Habitantes rurais	51	63.8
	Habitantes urbanos	8	10.0
	Ambos	18	22.5
Qual o grupo etário que mais usa palitos de mascar hoje em dia?	Adulto	58	72.5
	Jovens	7	8.8
	Ambos	9	11.3

Há quanto tempo utiliza o stick de mascar?	5 anos	10	12.5
	10 anos	6	7.5
	15 anos	2	2.5
	20 anos	9	11.3
	25 anos	8	10.0
	35 anos	1	1.3
	40 anos	2	2.5
	50 anos	1	1.3

A Tabela 4.6 mostra que os habitantes das zonas rurais utilizam mais as varas de mascar atualmente, com uma taxa de resposta de 51 (63,8%). Por conseguinte, os adultos utilizam mais as varas de mascar atualmente, com uma taxa de resposta de 58 (72,5%). De facto, os inquiridos para este estudo afirmaram que utilizam varas de mascar há pelo menos 5 anos, como indicado com 10 (12,5%) taxas de resposta. Por conseguinte, pode concluir-se facilmente que as categorias de pessoas que utilizam varas de mascar para a higiene oral são maioritariamente adultos das zonas rurais.

4.2.5 Questão de investigação cinco: Qual é o nível de valor atribuído à mastigação de paus?

A Tabela 4.7 apresenta informações sobre o nível de valor atribuído à mastigação de paus com uma escala de concordo totalmente (SA), concordo (A), indeciso (UD), discordo (D) e discordo totalmente (SD). No entanto, para efeitos de relatórios neste estudo, concordar e concordar fortemente foram fundidos para se tornarem concordantes, enquanto discordar e discordar fortemente foram fundidos para se tornarem discordantes, deixando a escala concordar, indeciso e discordar, respetivamente.

Tabela 4.8: Distribuição de frequências do nível de perceção dos inquiridos sobre a utilização de pastilhas elásticas para a saúde oral

Declarações de perceção identificadas	SD		D		UD		A		SA	
	F	%	F	%	F	%	F	%	F	%
Os paus de mastigar são normalmente retirados de plantas, arbustos ou árvores	2	2.5	7	8.8	5	6.3	29	36.3	28	35.0
Os paus de mastigar estão facilmente acessíveis	2	2.5	3	3.8	5	6.3	31	38.8	28	35.0
As varas de mascar são acessíveis	-	-	2	2.5	1	1.3	38	47.5	29	36.3
Não há tempo para mastigar os paus	2	2.5	9	11.3	9	11.3	31	38.8	19	23.8
Utilizo paus de mastigar porque não há escovas de cerdas de plástico	12	15.0	28	35.0	11	13.8	15	18.8	4	5.0
Utilizo paus de mastigar porque	20	25.0	25	31.3	12	15.0	9	11.3	2	2.5

não tenho dinheiro para comprar escovas de cerdas de plástico										
A utilização de cinzas com paus de mastigar remove a sujidade	9	11.3	11	13.8	9	11.3	36	45.0	5	6.3
As cinzas também fornecem cálcio e potássio ao organismo	6	7.5	7	8.8	14	17.5	32	40.0	11	13.8
A torrefação das varas de mascar aumenta ligeiramente a libertação dos ingredientes activos	6	7.5	19	23.8	16	20.0	20	25.0	6	7.5
Assar as varas de mascar dá-lhes mais sabor	6	7.5	21	26.3	11	13.8	27	33.8	3	3.8
Por vezes, são utilizados para fazer funcionar os dentes	4	5.0	15	18.8	13	16.3	31	38.8	4	5.0
Cuspir saliva em qualquer local é uma medida regulamentar	16	20.0	14	17.5	25	31.3	14	17.5	14	17.5
Cuspir para o chão pode provocar dores de garganta	6	7.5	20	25.0	21	26.3	16	20.0	8	10.0
Não é permitido mastigar um pau quando se vai buscar água ao poço	9	11.3	8	10.0	8	10.0	32	40.0	14	17.5

A Tabela 4.7 revela que a maioria dos inquiridos indicou que os paus de mascar eram normalmente retirados de plantas, arbustos ou árvores, com 57 (71,3%) taxas de resposta. Da mesma forma, 59 (73,8%) indicaram que os paus de mascar são facilmente acessíveis; 67 (83,8%) indicaram que os paus de mascar são económicos; e 46 (59,5%) afirmaram que não é permitido mastigar paus quando se vai buscar água ao poço. Além disso, 41 (51,3%) indicaram que a utilização de cinzas com as varas de mascar remove a sujidade. No entanto, 45 (56,3%) opuseram-se ao facto de utilizarem paus de mascar porque não tinham dinheiro para comprar escovas de cerdas de plástico. Em suma, o valor atribuído aos paus de mascar pela maioria dos inquiridos é o de um produto muito barato, facilmente acessível e económico, feito de plantas, que remove rápida e eficazmente a sujidade da boca.

4.2.6 Sexta questão de investigação: Quais são as vantagens dos paus de mastigar em relação às escovas de cerdas de plástico modernas?

A Tabela 4.8 apresenta os resultados sobre as vantagens dos paus de mascar em relação às escovas de cerdas de plástico modernas, com uma escala de concordo totalmente (SA), concordo (A), indeciso (UD), discordo (D) e discordo totalmente (SD). No entanto, para efeitos de relatórios neste estudo, concordar fortemente e concordar foram fundidos para se tornarem concordantes, enquanto discordar fortemente e discordar foram fundidos para se tornarem discordantes, deixando a escala concordar, indeciso e discordar, respetivamente.

Tabela 4.9: Distribuição da frequência do nível de vantagens dos paus de mascar em relação às

escovas de cerdas de plástico modernas

Declarações de perceção identificadas	SD		D		UD		A		SA	
	F	%	F	%	F	%	F	%	F	%
Os paus de mastigar são utilizados para preservar os dentes	1	1.3	9	11.3	5	6.3	35	43.8	21	26.3
As varas de mastigar são utilizadas para manter a higiene oral	-	-	7	8.8	6	7.5	-	-	26	32.5
Os paus de mascar têm grandes efeitos medicinais	3	3.8	10	12.5	13	16.3	32	40.0	14	17.5
O pau de mascar mantém as pessoas acordadas	6	7.5	18	22.5	8	10.0	27	33.8	11	13.8
Os paus de mascar são estimulantes	4	5.0	11	13.8	13	16.3	23	28.8	15	18.8
O stick para mastigar elimina o mau odor	3	3.8	12	15.0	12	15.0	31	38.8	14	17.5
O stick melhora o sentido do paladar	4	5.0	13	16.3	8	10.0	28	35.0	17	21.3
O pau de mascar cura muitas doenças sistémicas	9	11.3	10	12.5	11	13.8	28	35.0	17	21.3
Os paus de mascar têm efeitos inibidores da placa bacteriana	3	3.8	12	15.0	24	30.0	18	22.5	11	13.8
Os palitos de mascar são um instrumento comum de higiene oral	3	3.8	8	10.0	9	11.3	30	37.5	19	23.8
As doenças dos dentes e das gengivas estão relacionadas com a alimentação	4	5.0	13	16.3	7	8.8	24	30.0	17	21.3
Mastigar um pau exercita os dentes mandíbulas e maxilares	1	1.3	7	8.8	10	12.5	21	26.3	31	38.8
A mastigação com bastão remove os restos de comida e carne entre os dentes	3	3.8	9	11.3	6	7.5	30	37.5	22	27.5

Os paus de mascar têm uma ação antimicrobiana	6	7.5	13	16.3	12	15.0	22	27.5	14	17.5

A Tabela 4.8 mostra que a maioria dos inquiridos indicou que as varas de mascar eram utilizadas para preservar os dentes - 56 (70,1%) taxa de resposta; 46 (57,5%) afirmaram que as varas de mascar têm grandes efeitos medicinais; 45 (56,3%) indicaram que a vara de mascar elimina o mau cheiro; e 52 (65,1%) indicaram que a vara de mascar exercita os dentes, mandíbulas e maxilares. Por conseguinte, as principais vantagens dos paus de mascar em relação às escovas de cerdas de plástico modernas, conforme indicado pelos inquiridos, incluem: os paus de mascar preservam os dentes, os paus de mascar têm grandes efeitos medicinais, os paus de mascar eliminam o mau odor, os paus de mascar exercitam as mandíbulas e os maxilares dos dentes, os paus melhoram o sentido do paladar e os paus de mascar curam muitas doenças sistémicas.

Quadro 4.10: Comentários gerais sobre as varas de mascar

Artigos	Frequência	Percentagem (%)
Ajuda a curar doenças e dores de dentes	27	33.8
Os pauzinhos de mascar eram eficazes no passado	8	10.0
Recomendado para todas as idades	3	3.8
Serve como alternativa à pasta de dentes	15	18.8
Os pauzinhos de mascar não são bons para a higiene oral	2	2.5
Sem resposta	25	31.1

Os inquiridos deste estudo fizeram comentários gerais sobre os sticks de mascar e a Tabela 4.9 apresenta os resultados. Assim, 27 (33,8%) referem que os sticks de mascar ajudam a curar doenças e dores de dentes, enquanto 15 (18,8%) indicam que os sticks de mascar servem como alternativa à pasta de dentes.

Quadro 4.11: Relação entre a utilidade do pau de mascar e o valor do pau de mascar

	N	R	R^2	%	Df	Sig (P)
Utilidade do pau de mascar	46	.563**	.32	31.7	45	.000
Valor da vara de mascar						

**. Significativo a $P < 0,05$

A Tabela 4.10 apresenta os resultados da relação entre a utilidade da vara de mascar e o valor da vara de mascar. Assim, existe uma relação positiva significativa (r = .563**; N = 46; $P < 0,05$) entre a utilidade da vara de mascar e o valor da vara de mascar. Isto significa que, à medida que a utilidade do stick de mascar aumenta nos adultos que eram utilizadores de sticks de mascar, o valor do stick de mascar nos adultos também aumenta em 31,7%.

Capítulo 5. Discussão dos resultados

Os resultados do estudo revelaram que os inquiridos observavam a higiene oral. No entanto, para manter a higiene oral, os inquiridos utilizavam pasta dentífrica convencional, stick de mascar e/ou uma combinação de ambos. Isto significa que a utilização do pau de mascar continua a ser adequada mesmo nos dias de hoje. Não é de admirar que Olsson, em 1978, tenha referido que os paus de mascar reduziam as cáries dentárias de forma mais eficaz do que as escovas de dentes convencionais.

Os resultados revelaram que a escolha da técnica de higiene oral pelos inquiridos foi sobretudo para evitar doenças e branquear. Para explicar melhor o efeito da escolha de higiene oral dos inquiridos, a maioria deles indicou que nunca tinha ido ao dentista.

Isto explica Hattab (1997), que defende que o sabor picante e os efeitos de mastigação dos paus de mascar podem aumentar a secreção de saliva na boca, aumentando assim o seu efeito tampão. Por conseguinte, o pau de mascar é medicinal por si só e é uma boa fonte de higiene oral.

Os resultados mostraram que a principal medida utilizada para melhorar a parte da planta na área de estudo foi cortar o caule em pedaços mais pequenos, raspar a casca, secar e assar ligeiramente.

Os resultados revelaram que as categorias de pessoas que utilizam varas de mascar para a higiene oral são maioritariamente adultos nas zonas rurais.

O principal valor atribuído aos paus de mascar pela maioria dos inquiridos inclui: muito barato, feito a partir de plantas, fácil acesso e preço acessível dos paus de mascar, e remoção rápida da sujidade da boca. Isto apoia a OMS (2000), que refere que as varas de mascar podem desempenhar um papel na promoção da higiene oral, sendo necessária uma avaliação mais aprofundada da sua eficácia. A disponibilidade, o baixo custo, a simplicidade e a associação religiosa ou tradicional das varas de mascar tornaram-nas populares nos tempos modernos.

Além disso, as principais vantagens das varas de mascar em relação às escovas de cerdas de plástico modernas, tal como indicado pelos inquiridos, incluem: as varas de mascar preservam os dentes, as varas de mascar têm grandes efeitos medicinais, as varas de mascar eliminam o mau cheiro, as varas de mascar exercitam os dentes, as mandíbulas e os maxilares, as varas melhoram o sentido do paladar e as varas de mascar curam muitas doenças sistémicas. Isto explica Antia Hooda, Manu Rathee e Janard han Sigh (2009), que defendem que a vara de mascar é um dispositivo de higiene oral acessível e que os benefícios adicionais derivam do seu aspeto funcional de mastigação como exercitador dos maxilares, bem como da indução reflexa de saliva, que é benéfica para a higiene oral.

Por último, o estudo mostrou que existe uma relação positiva significativa (r = 0,563**; N = 46; P < 0,05) entre a utilidade do pau de mascar e o valor do pau de mascar. Isto significa que, à medida que a utilidade do stick de mascar aumenta nos adultos utilizadores de sticks de mascar, o valor do stick de mascar nos adultos também aumenta em 31,7%.

Capítulo 6. Resumo dos resultados

Os resultados revelaram que os inquiridos observam a higiene oral. No entanto, para manterem a higiene oral, os inquiridos utilizaram pasta de dentes convencional, stick de mascar e/ou uma combinação de ambos. Além disso, a escolha da técnica de higiene oral pelos inquiridos foi sobretudo para evitar doenças e branquear os dentes. Para explicar melhor o efeito da escolha dos inquiridos em matéria de higiene oral, a maioria dos inquiridos indicou que nunca tinha ido ao dentista.

Além disso, os resultados mostraram que a principal medida utilizada para melhorar a parte da planta na área de estudo foi cortar o caule em pedaços mais pequenos, raspar a casca, secar e assar ligeiramente, enquanto as categorias de pessoas que utilizam varas de mascar para a higiene oral eram maioritariamente adultos nas áreas rurais. O principal valor atribuído às varas de mascar pela maioria dos inquiridos inclui: muito baratas, feitas de plantas, facilmente acessíveis e a preços módicos, e remoção rápida da sujidade da boca.

As principais vantagens dos paus de mastigar em relação às modernas escovas de cerdas de plástico são as seguintes: os paus de mastigar preservam os dentes, os paus de mastigar têm grandes efeitos medicinais, os paus de mastigar eliminam os maus odores, os paus de mastigar exercitam os dentes, as mandíbulas e os maxilares, os paus melhoram o sentido do paladar e os paus de mastigar curam muitas doenças sistémicas.

Por último, o estudo mostrou que existe uma relação positiva significativa ($r = 0,563**$; $N = 46$; $P < 0,05$) entre a utilidade do pau de mascar e o valor do pau de mascar. Isto significa que, à medida que a utilidade do stick de mascar aumenta nos adultos utilizadores de sticks de mascar, o valor do stick de mascar nos adultos também aumenta em 31,7%.

Capítulo 7. Conclusão

O pau de mascar, um instrumento tradicional comum para a limpeza dos dentes e de toda a cavidade oral, continua a ser um dos meios mais eficazes de manter a higiene oral para a saúde total do corpo.

É muito aceite entre os habitantes das zonas rurais e o grupo de adultos porque é facilmente acessível, económico e pode dever-se a um mito antigo. A maior parte das pessoas que as conhecem sabem quais as plantas correctas a escolher quando têm problemas orais e estas têm-se revelado eficientes e eficazes. Há menos incidências de infecções orais entre os utilizadores de palitos de mascar.

A maior parte das plantas autóctones utilizadas para mastigar paus está a extinguir-se gradualmente e a maioria dos jovens não conhece essas plantas. A maioria dos utilizadores de paus de mascar berom renunciou à utilização das plantas nativas das suas terras para fazer paus de mascar e agora adopta plantas que são habitualmente utilizadas pelos colonos no seu meio.

Para algumas pessoas, a utilização de paus de mascar é considerada obsoleta e o esclarecimento é sinónimo de adoção da cultura ocidental. Por conseguinte, é importante salientar que todas as culturas têm as suas próprias práticas indígenas que são utilizadas como mecanismo de sobrevivência e que devem ser feitos esforços para propagar e preservar as que ainda são desejáveis e até integrá-las para o melhoramento da humanidade.

Capítulo 8. Recomendações

Não existe uma medida única e satisfatória para manter a higiene oral, pelo que é importante complementar a utilização da escova de cerdas de plástico e da pasta com a utilização de um pau de mascar para manter os dentes e toda a cavidade oral limpos e sem doenças.

A maior parte das plantas que são usadas como paus de mascar são selvagens; devem ser feitos esforços para domesticar as que têm valores medicinais para que não entrem em extinção.

Os extractos das plantas do pau de mascar com efeitos antimicrobianos comprovados devem ser extraídos e utilizados para bochechos ou pastas de ervas à escala comercial.

A domesticação destas plantas e a instalação de uma fábrica de elixir bucal ou de pasta de dentes numa zona proporcionará emprego aos jovens desempregados e melhorará a condição de vida dos habitantes dessa zona.

É muito pertinente submeter a maior parte das plantas utilizadas para mastigar palitos a análises laboratoriais para identificar as propriedades ocultas exercidas por estas plantas para a sua eficácia na higiene oral.

Referências

Adewunmi C. O., (1991), *Plant molluscicides. Potencialidades do Aridan de Tetrapleura tetraptera para o controlo da Schistomiasis na Nigéria.* The Science of the Total Environmentl 103:21-23.

Baba S, Akerele O., Kawguchi Y. (Eds), (1992). *Natural Resources and Human Health (Recursos Naturais e Saúde Humana).* Amsterdam Elsevier, Vol. 50, No. 1 -Magazine 159. 22.

A Hooda, M Rathee, J Singh (2009). *Palitos de mascar na era da escova de dentes:* A Review of Internal Journal of Family Practice 2009 Volume 9 Número 2.

Akpata E. S., Akinrinmisi E.O, (1977), *Antibacterial activity of extract from some African Chewing Sticks.* Cirurgia oral, medicina oral, patologia oral, *44(5):717-725.*

Barnhardt, R. e Kawagley, A. O. (2004). *Educação indígena para o lugar: A ciência ocidental encontra a realidade indígena. Em S. Gregory e I. Dilafruz (Eds.) Ecological Education in Action.* New York University of New York Press. Gregory Smith e Dilafruz Williams eds. Pp 117-140. Nova Iorque: State University of New York Press.

Bernard, (1994) *Research Methods in Anthropology; Qualitative and Quantitative Approaches.* Segunda edição. Newbury Park, CA Sage Publications. Pp 95.

Bossard E (1996), *La medicine traditionalle au centre et l'ouest de L'Angola. Lisboa: Instituto de Investigação Científica Tropical.* Lissabon, Portugal pp. 531.

Cawson R.A., (1984) *Essential of Dental Surgery and Pathology,* Fourth Edition, Churchill Livingstone Hungstode, Edinburgh, London, Melbourne, New York 24:409-411, 25:418-421.

Collins e Hussey,(2003) *Research Design and Methodology Part 1* Pragmatism Pp48.

Cruikshank, J. (1981) *Legend and landscape: convergence of oral and scientific traditions in the Yukon Territory.* Arctic Anthology, 18, 67-93.

Domfeh, K.A (2007) *Indigenous Knowledge Systems and Need for Policy and Institutional Reforms, (In E. K. Boon and L. Hens (Eds.) Indigenous Knowledge Systems and Sustainable Development: Relevance for Africa.* Tribes and Tribals, Volume Especial No1:41-52.

Darshan S, Bertus H. (2000), *Vitality, health and cultural diversity.* Boletim informativo da Compass para o desenvolvimento endógeno, n.º 3, julho de 2000. Pp. 4-7.

Eid et. Al (1991) A *review on miswak and its effect on various aspect of oral health* International Journal of Development, Vol.24, Issue 2 Pp 63-69.

Erlandson, David A., Harris E. L., Skipper, B. L. Allen S.D.(1993) *Doing Naturalistic Inquiry,* A Guide to Methods. Newbury Park, CA. Sage.

Enwonwu, C. O., (1980) *Nutrition and dental health (Nutrição e saúde dentária).* International Dental

Journal, 31: pp.29

38.

Farooqui MIH, Srivastava JG. (1968) *A árvore da escova de dentes (Salvadora persia)* The Journal of crude research. Quart. J. Crude Drug Res. 1968; 8: 1297-99.

Felter, H.W. & J.U. Lloyd. (1898). *King's American Dispensatory.* Cincinnati: The Ohio Valley Co. 18th edit, 3rd rev., versão digitalizada pp 6.

Gazi et al. (1992) *Os efeitos intermédios e a médio prazo do Meswak na composição da saliva mista.* J. Clinic Periodontal 19(2) :113-117 (PubMed).

Hattab F., (1997), *The Natural Toothbrush. Journal of Clinical Dentistry.* 8(5):125-129.

Hollist, (1981). *A técnica e o uso de palitos de mastigação.* Odontomatol.

Huffuman (2003) *Animal Self Medication and Ethno-Medicine Exploration and Exploration Of the Medicinal Properties.* Centro Nacional de Informação Biotecnológica de Plantas. Pro Nutr Soc 2003, 62(2):371-81.

Khalid S. A, e Deddeck H, (1989). *Isolamento e caraterização do agente antimalárico da planta neem.*

Khorry, (1983). *O uso de palitos de mastigação na higiene oral preventiva.* Clínica de Odontologia Preventiva.

Leung, A.Y. (1980). *Encyclopedia of Natural Ingredients.* New York: John Wiley & Sons.

Liu (2006). *Toll-like Recetor Triggering of a Vit. D-Mediated Human Antimicrobial Response (Receptores do tipo Toll que desencadeiam uma resposta antimicrobiana humana mediada pela Vit. D).* Centro Nacional de Informação Biotecnológica. 312(5782):1874-5.

Lust, J. (1974). *O Livro das Ervas.* New York: Bantam Books.Weiss, R.F. (1988). *Herbal Medicine,* Beaconsfield, Inglaterra: Beaconsfield Publishers Ltd. Pp 344. Malaln, S. (1997)

Malik et al (2014) *Sugar-sweetened beverages and weight gain in children .* Jornal Americano de Nutrição Clínica 100: 1 36-46.

Marshall e Rossman, (1989), *Designing Qualitative Research.* Newbury Park, CA.Sage.

Olokesusi, F (2006) *Survey of indigenous water management and coping mechanisms in Africa: implications for knowledge and technology policy.* Série de documentos especiais n.º 25.

Ogawa (1995) *Para além do quadro tático da ciência e da educação científica entre os educadores de ciências.* Int. Journal of Science Education. 11(3).

Oyebola, D. D. O. (1980) *Traditional medicine and its practioners among the Yoruba of Nigeria. Uma classificação. Social Science and Medicine.* 14A, 23-29.

Pottier J (1993) *Practising Development. Social Science Perspective.* London: Routledge.

Poureslami (2007J *Communications in Agricultural and Applied Biological Sciences* 72(1)

Rathje, R, (1977*) Influência dos extractos da árvore de Neem nas alterações inflamatórias da gengiva* Quintessenz. vol.22 pp. 5.

Snively e Corsiglia (2000) *Discovering Indigenous Science.* John Wiley and Sons, Inc. Sci 259. Ed 85:6-34, 2.

Sofowora A., 1993, *Medicinal Plants and Traditional Medicine in Africa,* Spectrum Books, Limited. pp. 67-69.

Taiwo e Xu (2009) *Actividades antibacterianas de extractos de paus de mascar nigerianos.* Revistas Africanas de Medicina Tradicional, Complementar e Alternativa.15(4) 371-259.

Uritiana I., (1971) *Protein changes in diseased plants.* Revisão Anual de Fitopatologia. Vol. 9, pp. 211-234.

Van Sumere C. F., Albrecht J., Dedonder A., Deporter H (1975) *Plant protein and phenolics.* In: Harborne J.B., Van Sumere C. F., *The chemistry and biochemistry of plant proteins.* Academic Press, Nova Iorque.

Wahaab, Bolanle (2012) *Importância do Conhecimento e Práticas Indígenas no Currículo de Educação em Saúde Global na África Ocidental.* Comunicação convidada apresentada na Primeira Conferência Internacional sobre a Raiva na África Ocidental (RIWA), organizada pelo Centro de Controlo e Prevenção de Zoonoses, realizada no Centro Internacional de Conferências, Universidade de Ibadan, Ibadan, Nigéria, de 4 a 7 de dezembro.

Wahab, B. *(2004). African Traditional Religeons and Environmental Health and Sanitation in Rural Communities. The Environscope.* A Multidisciplinary Journal of the g Polythechnic, Ibadan, Saki Campus. No.1, Vol.1, pp.1-9.

Warren, D. M., Rajasekaran, B. (1993), *Putting Local Knowledge to good use. Desenvolvimento Agrícola Internacional. 13 (4):8-10.*

Weiss, R.F. 1988. *Herbal Medicine,* Beaconsfield, Inglaterra: Beaconsfield Publishers Ltd.

OMS (1996), *Traditional Medicine and its Role in the Development of Africa,* Documento da OMS n.º FR/RC26/TD/I. Genebra, OMS.

Banco Mundial (2012) *Sub-Saharan Africa.* Relatório do Banco Mundial, Grupo do Banco Mundial.

Wren, R.C. 1988. *Potter's New Cyclopaedia of Botanical Drugs and Preparations. Wigan,* Inglaterra: Potter's Ltd, pp.1-25.

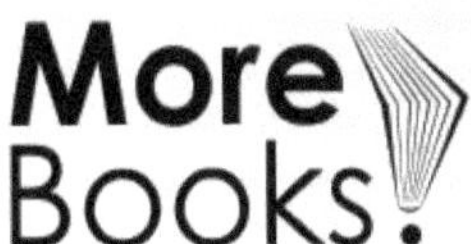

More
Books!

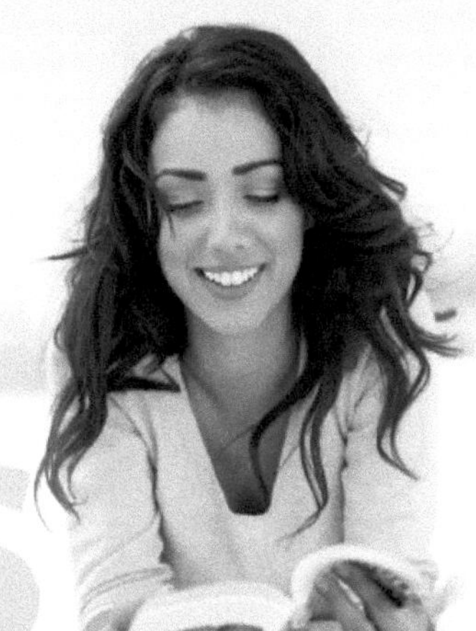

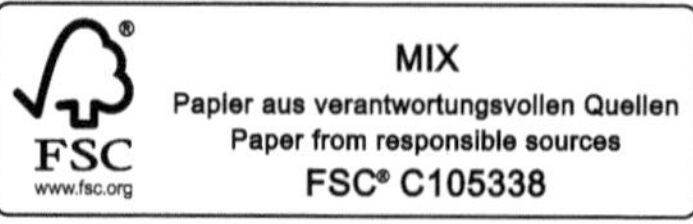

Printed by Books on Demand GmbH, Norderstedt / Germany